Dieta Sirt

Il manuale completo per ottenere una dieta Sirt ben
proporzionata, comprendente la logica scientifica alla
base della metodologia

("Delectable and nutritious culinary creations suitable
for all palates")

Riccardo Cappelli

TABELLA DEI CONTENUTI

Introduzione

Il Peperoncino

Si tratta di un alimento estremamente completo e perfetto, capace di apportare un valore aggiunto alle preparazioni culinarie. Per lungo tempo, il peperoncino è stato utilizzato nella nostra cucina tradizionale come una spezia per insaporire ed aromatizzare le nostre pietanze. Inoltre, il peperoncino è ampiamente noto per la sua abbondanza di sirtuine, che possono essere attivate anche mediante il digiuno. La caratteristica distintiva di questo elemento è la sua verve piccante, la quale deriva dalla presenza di capsaicina, un principio attivo vasodilatatore in grado di favorire l'afflusso ematico. Le proprietà benefiche in esso contenute comprendono vitamine C, E, K, B, A, calcio, rame, potassio, carotenoidi, bioflavonoidi e lecitina. In particolare, esso è notevolmente ricco di principi attivi e, pertanto, è spesso impiegato con successo al fine di contrastare patologie quali l'artrite e i dolori muscolari. Contrasta l'insorgenza di batteri, riduce anche i livelli di colesterolo. Si consiglia di optare per la variante piccante e tra le opzioni consigliate spicca la variante thailandese. Tuttavia, è imperativo esercitare moderazione nel suo consumo in quanto il grado di piccantezza è relativamente più elevato.

Scoperta Dell'universo Delle Diete

Per molte persone, un fisico snello e curvilineo rappresenta una priorità di alto livello, il che spinge alla costante ricerca di regimi alimentari alternativi in grado di favorire il conseguimento degli obiettivi prefissati e garantire un aspetto esteticamente armonioso in grado di promuovere il benessere personale. Non si può smentire che l'aspetto estetico svolga un ruolo di grande importanza nella ricerca della soddisfazione personale. È per questo che spesso si intraprende una dieta restrittiva, con la convinzione che, esponendo il corpo a stress e riduzione calorica, si possa raggiungere rapidamente l'obiettivo desiderato.

Appare pressoché frequente l'emergere, quotidianamente, di nuove diete e regimi alimentari il cui intento primario consiste nell'offrire una dose di gioia e soddisfazione a individui di diverse fasce d'età, sia maschi che femmine. La verità è che non tutte le diete più diffuse sono in grado di produrre effetti benefici e raggiungere i risultati promessi. In relazione a ciò, è importante considerare che ciascun individuo possiede un proprio organismo unico e che richiede stimoli specifici per garantire un funzionamento ottimale. Per questo motivo, prima di intraprendere qualsiasi routine alimentare, è imperativo avere una conoscenza approfondita della propria fisiologia e, cosa più importante, possedere una conoscenza accurata dei modi in cui uno specifico regime alimentare influisce sull'organismo.

E' evidente che una dieta equilibrata costituisce il presupposto fondamentale per raggiungere un ottimale stato di salute e, per tale ragione, è importante acquisire informazioni precise e dettagliate su ogni regime alimentare prima di intraprendere un determinato percorso alimentare che potrebbe rivelarsi inefficace o addirittura dannoso per la propria salute.

Alcune diete recentemente diffuse sulla rete non considerano adeguatamente il gusto e la soddisfazione del palato, proponendo invece porzioni limitate di carne o pesce non condite, e una notevole restrizione alla consumazione di alimenti gustosi e grassi. Risulta pertanto comprensibile come abbia preso piede l'idea che la perdita di peso richieda la restrizione alimentare, la riduzione del consumo calorico quotidiano e l'eliminazione degli alimenti altamente trasformati e poco salutari. Chiaramente, raggiungere un corpo snello e sodo si rivelerà impegnativo se si indulge in un consumo eccessivo di cibi fritti, dolciumi, zuccheri e bevande gassate. Tuttavia, è imperativo riconoscere che il costo dell'essere magri non dovrebbe andare a scapito del piacere e della soddisfazione durante i pasti. Ecco una formulazione più formale: "Si tratta di una filosofia alimentare che merita di essere attentamente considerata: la dieta dovrebbe essere intesa come un regime alimentare in grado di fornire stimoli sani ed equilibrati a ogni tipo di costituzione corporea, senza la necessità di imporre restrizioni limitanti e insoddisfacenti." Il consumo di alimenti dovrebbe costituire un'esperienza piacevole e risulta di importanza fondamentale che coloro che optano per un determinato regime alimentare possano apprezzare il sapore e la raffinatezza dei cibi, senza dover rinunciare al piacere della gustosità.

A tal proposito, potrebbe sorgere una domanda legittima: "È possibile raggiungere una perdita di peso significativa senza privarsi del piacere del cibo?" Si tratta, infatti, dell'interrogativo fondamentale che molti pazienti si pongono quando si apprestano a intraprendere un nuovo percorso di dimagrimento. La risposta è piuttosto semplice: certamente! Indubbiamente, per ottenere i risultati desiderati, è fondamentale seguire con costanza e dedizione il piano alimentare prescelto, cercando di rispettare tutte le norme nutrizionali prescritte e, soprattutto, affidarsi a professionisti del settore che possano assistere i clienti offrendo informazioni e indicazioni adeguate.

Raggiungere la perdita di peso senza sacrifici: la dieta Sirt.

Tra l'abbondanza di regimi dietetici emersi negli ultimi anni, un approccio notevole ritenuto da molti eccezionalmente soddisfacente è la dieta

Sirt, un regime alimentare ipocalorico incentrato sul consumo di cibi ricchi di sirtuine. Questi alimenti, secondo alcuni studi, appartengono a un gruppo proteico la cui assunzione è associata all'attivazione del cosiddetto "gene magro", promettendo risultati efficaci in tempi più brevi. Questa dieta nasce dalle menti di Aidan Goggins e Glen Matten, due nutrizionisti che hanno studiato a fondo le prospettive di perdita di peso indotte dall'assunzione di queste proteine.

Le sostanze chiamate sirtuine operano come promotori del metabolismo, aumentando l'efficienza del corpo nel processo di ossidazione di grassi e calorie, favorendo, in questo modo, il raggiungimento di una forma fisica snella. Inoltre, è possibile cogliere ulteriori vantaggi derivanti dall'adozione di uno stile di vita votato alla longevità, tra cui il miglioramento dell'umore. In termini più precisi, si può affermare che le sirtuine costituiscono un insieme di proteine facenti parte di una particolare classe, le quali sono deputate all'esecuzione di precise attività enzimatiche atte a ottimizzare i processi metabolici, nonché a ritardare il processo di invecchiamento cellulare. Queste proteine entrano in gioco quando vengono ingeriti alimenti associati all'insulino-resistenza, come cibi dolci o eccessivamente grassi che provocano un aumento significativo dei livelli di insulina, con conseguente infiammazione dei tessuti e ostacolando il processo di perdita di peso.

Le origini delle prime ricerche sulle sirtuine risalgono al 1991, quando il biologo americano Leonard Guarente iniziò gli studi sui mammiferi, osservando che questi possiedono 7 sirtuine. Successivamente, gli studi hanno fatto un notevole progresso attraverso i contributi del biologo australiano David A. Sulla base delle sue ricerche, Sinclair ha permesso di effettuare una classificazione delle sirtuine sulla scorta della loro sequenza di aminoacidi, individuando così la prima sirtuina presentevi nel lievito. Negli anni successivi la ricerca si è sempre più specializzata, consentendo di analizzare gli effetti di queste proteine sui processi metabolici, definendo così un regime alimentare che garantisca un efficace e salutare dimagrimento.

Conformemente alle affermazioni fatte, è fattibile individuare particolari alimenti che possono attivare le sirtuine: peperoncino, vino rosso, cioccolato fondente, noci e mirtilli rientrano tra gli alimenti che si suggerisce di includere nel regime alimentare aderente alla filosofia Sirt. Come risulta evidente, tali alimenti presentano un profilo gustativo di elevato livello, il che agevola l'assunzione di una dieta senza che vi sia l'onere di aderire ad impellenti norme dietetiche.

La Dieta Sirt è ampiamente discussa come un regime alimentare da seguire con attenzione.

La Dieta Sirt è ottenendo notevoli risultati ed è sempre più rinomata e apprezzata. Molti individui appaiono fare affidamento sull'efficacia delle sirtuine, aderendo scrupolosamente alle prescrizioni nutrizionali consigliate da tale regime alimentare. Molti individui stanno discutendo di tale questione e un gran numero di essi desidera cominciare ad adottare un regime alimentare che sia costituito da prodotti gustosi e al contempo salutari per il proprio organismo. È stata riscontrata un'attrazione particolare delle personalità di spicco nei confronti delle possibilità offerte dalla Dieta Sirt. Tali individui hanno riportato a importanti pubblicazioni di settore di aver finalmente individuato il regime alimentare ideale per le proprie esigenze. Non soltanto le celebrità cinematografiche ne beneficiano, bensì anche gli individui che hanno imputato restrizioni e limitazioni rigide alla propria dieta e stile di vita per un prolungato periodo di tempo, tanto che cedere alla tentazione di gustare anche solo un frammento di cioccolato è da loro ritenuto come un aspro fallimento morale o una grave colpa da scontare.

La divulgazione da parte delle celebrità delle loro esperienze con la Dieta Sirt non fa altro che aumentarne l'appeal, dato che le scelte di vita delle persone famose sono spesso imitate, dando origine ad autentiche tendenze, in questo caso, alimentari. La dieta Sirt vanta risultati impressionanti e raccoglie ampi consensi, distinguendosi da numerose altre diete popolari che operano sotto l'errata nozione dell'efficacia della restrizione dietetica e la denigrazione del piacere di mangiare per la perdita di peso, che alla fine non portano a nient'altro che personale insoddisfazione.

Salutare Caffè Fuso

Ingredienti:

- 2 cucchiai di burro di arachidi
- 1 ½ tazza di latte di mandorle non zuccherato
- 1 banana matura, a fette, surgelata
- Cubetti di ghiaccio
- 2 cucchiai di semi di caffè macinato
- 1 cucchiaino di estratto di vaniglia
- ½ tazza di caffè preparato freddo
- Sciroppo d'acero o miele a piacere (opzionale)

Istruzioni:

Unisci i chicchi di caffè macinato, il burro di arachidi, l'estratto di vaniglia, il latte di mandorle, il caffè preparato, la banana, il miele (se usato) e i cubetti di ghiaccio in un frullatore.

Agitare energicamente fino ad ottenere un composto omogeneo e cremoso.

Versare l'infuso in due bicchieri e servirlo immediatamente.

Muesli

Il muesli rappresenta una prelibatezza nutritiva, composta di cereali essiccati, noci e frutta fresca, che offre un eccezionale apporto vitaminico, tra cui la vitamina B, ideale per stimolare il metabolismo del nostro organismo. Inoltre, grazie alla presenza di fibre, regola la digestione e rafforza la presenza di minerali essenziali come calcio, potassio e fosforo, risultando pertanto un alimento fondamentale per il corretto funzionamento del nostro organismo.

Ecco perché questo piatto è diventato molto popolare su tutte le tavole del mondo, come opzione per la colazione. Inoltre, può essere facilmente preparato sia al momento che la sera precedente, purché gli ingredienti secchi siano facilmente reperibili. A questo punto non resta che aggiungere yogurt e frutta fresca.

Esamineremo in maggior dettaglio la selezione degli ingredienti e il metodo di preparazione.

La durata della fase preparatoria ammonta a 10 minuti.

Ingredienti:

- N. 6 fragole;
- 40 g di datteri essiccati e tritati;
- 100 g di yogurt greco;
- 20 g di fiocchi di grano saraceno;
- 15 g di cocco essiccato;
- 15 g di noci a pezzi;

Preparazione:

Prendete una ciotolina di modeste proporzioni e versate al suo interno i fiocchi di grano saraceno, il cocco essiccato ridotto in scaglie, i pezzetti di noce e i datteri essiccati e tritati. Subito dopo, cominciate a miscelarli diligentemente sino a creare un amalgama uniforme di tutti gli elementi.

In questo stadio della preparazione, si consiglia di aggiungere il formaggio yogurt greco, amalgamando delicatamente tutti gli ingredienti.

Successivamente, si suggerisce di disporre sulla superficie le fragole precedentemente tagliate a cubetti, al fine di conferire un tocco estetico alla presentazione del piatto.

È altresì possibile scegliere di disporre inizialmente lo yogurt greco nella ciotola, seguito dal composto di fiocchi di grano saraceno, cocco e datteri uniti alle noci precedentemente tritate, amalgamando il tutto e decorando successivamente con le fragole o altra frutta fresca appropriata alla dieta Sirt.

In tutte le varianti si otterrà un pregiato e nutriente muesli da presentare e apprezzare.

Muesli Sirt

Ingredienti:

- 10 grammi di grano saraceno soffiato
- 40 grammi di datteri medjoul, tritati e snocciolati
- 10 grammi di fave di cacao
- 100 grammi di yogurt greco o yogurt di soia o yogurt vegano
- 20 grammi di fiocchi di grano saraceno
- 15 grammi di scaglie di cocco
- 15 grammi di noci tritate
- 100 grammi di fragole tagliate

Procedimento:

Senza yogurt e fragole, prendi tutti gli ingredienti e mescolali insieme.

Dopo averli finiti, mettili in una ciotola e mescolali con yogurt e fragole.

Involtini Con Avocado E Pancake

Ingredienti

- 1 avocado
- 4/6 fette di pancetta
- 30 gr di eritritolo
- ½ cucchiaino di peperoncino in polvere

Preparazione

Si prega di preriscaldare il forno alla temperatura di 200 gradi e rivestire una teglia con un foglio di carta da forno.

Unire 30 grammi di eritritolo e da ½ a 1 cucchiaino di peperoncino in polvere (o regolare a piacere se non si preferiscono cibi piccanti) all'interno di una terrina.

Dividere l'avocado in due parti e rimuovere il nocciolo. Affettarlo.

Avviluppare ciascuna fettina di avocado con un sottile strato di pancetta, successivamente condire delicatamente con la miscela di eritritolo e peperoncino.

Porre in cottura nel forno per un periodo compreso tra 10 e 15 minuti.

Massa Muscolare

In genere, è consueto che si verifichi una riduzione del peso corporeo già dalla prima settimana di adesione a una dieta. Non solo stiamo perdendo grasso corporeo, ma anche la nostra massa muscolare sta diminuendo. Va notato che su circa tre chilogrammi, quasi uno sarà costituito da muscoli.

Aidan Goggins e Glen Matten, entrambi nutrizionisti qualificati, hanno condotto esperimenti in una palestra e hanno osservato che tutti i soggetti che hanno aderito al regime di dieta Sirt hanno sperimentato una significativa riduzione del peso. La variazione del peso corporeo oscillava tra i 2,5 e i 3 chilogrammi circa. Tuttavia, ciò che si è rivelato straordinario in questi individui è stato il fatto che la massa muscolare non ha subito alcuna riduzione, bensì ha conosciuto un incremento.

Grazie all'azione delle sirtuine, viene bruciata una maggiore quantità di grasso senza alcuna diminuzione del metabolismo o riduzione della massa muscolare.

La dieta Sirt conserva la massa muscolare, inducendo l'organismo a utilizzare esclusivamente le riserve di grasso corporeo. Quando l'apporto calorico è ridotto, le sirtuine vengono attivate e costringono il corpo a utilizzare il grasso corporeo, con conseguente combustione delle riserve di grasso preservando la massa muscolare.

Durante l'esercizio fisico intenso e prolungato, si verifica l'attivazione di un particolare processo cellulare in cui gli enzimi Sirt 1 svolgono un ruolo essenziale nel favorire l'incremento del volume muscolare e la rigenerazione delle cellule muscolari stesse.

Oltre alla mera attività muscolare, le sirtuine svolgono un ruolo cruciale nella promozione della massa muscolare scheletrica. Durante l'esercizio fisico, infatti, le sollecitazioni e le sollecitazioni esercitate sul muscolo stimolano l'attivazione delle cellule satellite che facilitano la crescita e la rigenerazione muscolare. Gli enzimi SIRT1 svolgono un ruolo cruciale nell'attivazione delle cellule satelliti in quanto la loro assenza impedirebbe la crescita muscolare sia in termini di dimensioni che di forza. Maggiore attività di Sirt 1 favorisce la predisposizione della muscolatura alla crescita.

I muscoli possono essere classificati in due gruppi, vale a dire i muscoli a fibra rossa e quelli a fibra bianca. Non sono soltanto le tonalità cromatiche a distinguere, bensì le peculiari peculiarità. I muscoli di tipo a fibra rossa presentano una maggiore densità di una specifica proteina denominata mioglobina, la quale agevola il processo di diffusione dell'ossigeno all'interno del flusso sanguigno.

Tuttavia, la distinzione preminente risiede essenzialmente nelle prestazioni. I muscoli caratterizzati da fibra rossa sono più adatti ad essere sollecitati in sforzi fisici prolungati, a differenza dei tessuti muscolari con fibra bianca i quali, essendo meno resistenti, risultano più compromessi durante attività fisiche intense ma di minor durata.

Le fibre di tipo rosso svolgono un ruolo di supporto nella corretta postura del nostro corpo, oltre ad agevolare il movimento involontario del diaframma fondamentale per la respirazione.

Allorché ci accingiamo ad intraprendere una dieta o ad adottare il digiuno come regime alimentare, si riscontrerà un incremento delle sirtuine, le quali garantiranno la salvaguardia delle fibre muscolari di tipo rosso, ma non di quelle di tipo bianco, le quali andranno invece ad indebolirsi.

Tuttavia, l'indebolimento di cui si parla non si presenta adottando la dieta Sirt. Incorporando gli alimenti Sirt nella nostra dieta, eleviamo efficacemente le sirtuine, salvaguardando di conseguenza anche i nostri muscoli di fibra bianca.

Cosa aspettarsi

È auspicabile mantenere i risultati ottenuti durante la fase di perdita di peso e perseguire con costanza un ulteriore dimagrimento graduale.

Inoltre, riscontriamo che la Dieta Sirtfood presenta una particolare peculiarità concernente la perdita di peso, poiché la maggioranza o addirittura la totalità del peso perso consiste in grasso corporeo e, inoltre, non sono rari i casi di incremento di massa muscolare. Per conseguinte, desideriamo richiamare la vostra attenzione sul fatto che il vostro successo non dovrebbe essere valutato esclusivamente sulla base del peso fisico. Prenditi un momento per guardarti allo specchio per valutare se si riflette una figura più snella e tonica. Prendi nota dei vestiti che ti stanno bene e goditi i complimenti ricevuti dagli altri.

Inoltre, tieni presente che con il progredire del percorso di perdita di peso, la salute e il benessere generale miglioreranno in concomitanza. Aderendo al piano di mantenimento di 14 giorni, si stanno effettivamente gettando le basi per un futuro di salute e benessere per tutta la vita.

Procedi con la seconda fase.

La chiave del successo in questo processo sta nell'aderire a un regime alimentare ricco di Sirt. Con l'intento di semplificare il processo, abbiamo elaborato un piano di sette giorni per il menu, comprendente prelibate ricette casalinghe ricche di alimenti Sirt quotidianamente, per cui si invita a fare riferimento alla pagina 149 per la valutazione dei più piccoli. Tutto ciò che ti viene richiesto è ripetere due volte il piano di sette giorni per completare con successo la Fase 2 di quattordici giorni.

Durante ciascuno degli intervalli di quattordici giorni, la vostra alimentazione verrà costituita da:

Tre pasti nutrizionalmente equilibrati arricchiti con i componenti Sirtfood.

Una porzione di succo verde Sirtfood.

Da uno a due snack Sirtfood opzionali.

Vi esortiamo ancora una volta a essere rigorosi nell'aderire alle regole riguardanti il consumo di questi alimenti. Si prega di dimostrare flessibilità per l'intera durata della giornata. Esistono due semplici regole

Consumate il succo verde la mattina, preferibilmente 30 minuti prima della prima colazione o a metà mattina.

Ti prego di fare il possibile per consumare la tua cena entro le 19:00.

LE PORZIONI

Nel corso della fase 2, focalizziamo la nostra attenzione su aspetti diversi dalla mera quantificazione calorica. Per un individuo medio, tale modalità di operare risulta inattuabile e priva di efficacia sul lungo periodo. In alternativa, spostiamo la nostra attenzione verso porzioni più piccole, pasti ben bilanciati e, soprattutto, imbevendoci di Sirtfoods in modo da poter continuare a raccogliere i benefici delle loro proprietà brucia grassi e di supporto alla salute.

Inoltre, abbiamo elaborato un programma alimentare che mira ad aumentare la sazietà e prolungare la sensazione di soddisfazione. In combinazione con gli effetti naturali di Sirtfood che regolano l'appetito, ciò implica che le persone non sperimenteranno morsi della fame nei prossimi 14 giorni, ma si sentiranno invece contente ed estremamente ben nutrite.

Analogamente alla Fase 1, ricordati di ascoltare il tuo appetito e di essere guidato di conseguenza. Se i pasti sono preparati secondo le nostre istruzioni e sono opportunamente pronti prima di cenare, o se ci si sente sazi prima del completamento, la cessazione del consumo è del tutto accettabile in conformità con le nostre raccomandazioni.

COSA BERE

Durante la fase 2 potrebbe risultare necessario assumere quotidianamente un succo di verdure fresche. Questa pratica contribuirà a preservare i vostri livelli di Sirtfoods a livelli ottimali.

Analogamente alla Fase 1, durante la Fase 2 è consentito ingerire altri tipi di fluidi senza vincoli. I nostri drinks preferiti comprendono l'acqua naturale, la birra fatta in casa con aromi personalizzati, il caffè e il tè verde. Se preferisci il tè bianco o nero, sentiti libero di gustarlo. La medesima affermazione si applica alle infusioni di erbe. La buona notizia è che durante la Fase 2, è permesso consumare occasionalmente un bicchiere di vino rosso. La presenza di polifenoli del vino rosso, come il resveratrolo e il piceatannolo, che attivano le sirtuine, ne fa un Sirtfood per eccellenza, certamente la scelta più pregiata tra le bevande alcoliche. È importante adottare un modus operandi moderato in merito all'assunzione di alcolici poiché gli stessi presentano effetti indesiderati sulle nostre cellule lipidiche. Pertanto, si raccomanda di limitare il consumo a un bicchiere di vino rosso accompagnato da un pasto, da assumere solamente due o tre volte a settimana durante l'intera fase 2.

Il ritorno a tre pasti al giorno.

Durante la Fase 1, hai consumato solamente uno o massimo due pasti quotidiani, il che ti ha permesso di fruire di considerevole tempo adibito al pasto. Con l'avvicinarsi della ripresa del programma standard adottato, il quale prevede la consolidata consuetudine di tre pasti giornalieri, è opportuno dedicare un momento di riflessione alla consumazione della prima colazione.

Consumare una colazione equilibrata ci predispone favorevolmente per l'intera giornata, migliorando sensibilmente i nostri livelli di energia e di attenzione. Consumare cibo al mattino aiuta a mantenere i livelli di zuccheri nel sangue e grassi sotto controllo, favorendo un metabolismo equilibrato. L'idea che la colazione sia vantaggiosa è stata convalidata da una pletora di studi, che in genere dimostrano che le persone che consumano regolarmente la colazione hanno meno probabilità di soffrire di obesità.

Ciò avviene in virtù del cosiddetto ritmo circadiano endogeno dell'organismo umano. I nostri organismi si preparano ad assumere cibo in vista del momento in cui sperimentiamo il massimo appetito e pertanto richiederemo un'adeguata nutrizione. Tuttavia, approssimativamente un terzo della nostra popolazione ometterà di consumare la prima colazione in una determinata giornata. Costituisce un tipico sintomo della nostra attuale condizione di vita moderna caratterizzata da frenetismo, e l'opinione diffusa è che il tempo a nostra disposizione sia insufficiente per consentirci di nutrirci adeguatamente. Tuttavia, come osserverai, nulla potrebbe essere più lontano dalla verità con le colazioni che abbiamo organizzato per te. Che si tratti del frullato Sirtfood per il consumo in movimento, della miscela di muesli Sirt come opzione per la colazione che fa risparmiare tempo o del comodo e delizioso tofu con uova strapazzate Sirtfood, ritagliarsi qualche minuto in più al mattino è destinato a fruttare benefici sostanziali non solo in termini di produttività giornaliera, ma anche per la gestione del peso a lungo termine e la salute generale.

La scelta di affidarsi ai Sirtfoods per aumentare i livelli di energia rappresenta una preziosa opportunità per accrescere la propria vitalità fin dalle prime ore del mattino, dando impulso a una produttiva avviamento della giornata. Questa pratica non solo comporta il consumo di un pasto nutriente arricchito di Sirtfood ma prevede anche l'assunzione del succo di colore verde, il quale è raccomandabile da sorseggiare prioritariamente al mattino, almeno mezz'ora prima del pasto principale o a metà mattina. Dalla nostra esperienza clinica, abbiamo riscontrato risultati eccezionali riguardo alle persone che consumano il loro succo verde come prima colazione e non sperimentano alcuna sensazione di fame per un periodo di due ore successivo. Se questo è l'effetto che ha su di te, allora è altamente raccomandato aspettare un paio d'ore prima di fare colazione. Davvero da non perdere. Come opzione alternativa, si potrebbe considerare di iniziare la giornata con un pasto nutriente e attendere un periodo di circa due o tre ore prima di assumere il succo verde. Dimostra una certa flessibilità e mira a individuare un'opzione che sia in grado di soddisfare le tue necessità.

Il Cioccolato Fondente

Chi avrebbe mai immaginato che il consumo di cioccolato potesse coadiuvare la riduzione del peso corporeo: si è trattato di una scommessa fallita sin dall'inizio. Tuttavia, occorre rivedere la propria opinione riguardo al programma Sirt.

Il consumo di cioccolato può essere considerato un valido sostegno per coloro che desiderano dimagrire.

È indubbiamente fondamentale, però, che il cioccolato utilizzato abbia un contenuto di cacao dell'85% e, inoltre, non venga lavorato con alcali, che possono sopprimere la funzione del gene magro.

>

Il Tè verde

I benefici del tè verde sono stati stabiliti per un po' di tempo e il suo attributo di essere uno degli otto migliori alimenti sirt ha ulteriormente rafforzato le sue proprietà vantaggiose. La variante ottimale è il Matcha, che non è universalmente conosciuto. Questa bevanda rappresenta un notevole stimolatore delle sirtuine, ovvero delle proteine che coadiuvano il processo di combustione dei grassi corporei, specialmente quando viene consumata con l'aggiunta di succo di limone.

Levistico

La pianta denominata levistico, conosciuta anche come "sedano di monte" o "prezzemolo dell'amore", rappresenta un esemplare raro. Visivamente, essa presenta somiglianze al prezzemolo e al sedano, ma si distingue dalle altre varietà per la sua nota gustativa più intensa e marcata.

Deriva il suo nome dal termine latino 'levare' per le sue proprietà lenitive, ed è ampiamente impiegato in erboristeria oltre che in gastronomia. L'erba Levisticum deriva la sua nomenclatura dal termine latino "levare", che connota la rimozione, in riferimento alle sue proprietà lenitive. Durante il periodo medievale, per esempio, si utilizzava questa pianta di natura officinale al fine di alleviare il dolore, oltre che come diuretico e disinfettante. Numerosi sono i vantaggi conferiti dal levistico:

diuretico, antiedematoso, antireumatico, deodorante, antisettico, carminativo, tonico e digestivo. Le parti prevalentemente utilizzate sono rappresentate dalle foglie e dal gambo, i quali si dimostrano proficui nell'arricchimento di saporiti piatti caldi, quali minestre, zuppe, legumi e patate.

Caffè

La bevanda indispensabile del caffè, proprio come il tè verde, è un alimento Sirt altamente efficace comunemente consumato dalla popolazione globale, ma è probabile che le sue potenti proprietà brucia grassi vengano trascurate.

La caffeina possiede proprietà significative, vale a dire il suo effetto lipolitico che favorisce la perdita di peso, poiché stimola l'utilizzo dei grassi per produrre energia e migliora la termogenesi, portando ad un aumento del dispendio calorico. Inoltre, un'eccessiva assunzione di caffè si associa alla riduzione dell'appetito. Inoltre, è degno di nota che questa sostanza possiede la capacità di facilitare la digestione attraverso una potente azione stimolante. Particolarmente notevole è l'effetto energizzante e tonificante della caffeina sul funzionamento cardiaco e nervoso. Non è una conoscenza comune, tuttavia la caffeina possiede anche proprietà antiossidanti e antinfiammatorie. Indipendentemente dalla scelta tra robusta e arabica, il caffè costituisce un rituale tipicamente italiano e, in base alla dieta Sirt, è possibile consumare fino a cinque tazzine al giorno, fermo restando il limite dell'aggiunta di zucchero. È una pratica comune aggiungere il latte, anche se va notato che tale aggiunta diminuisce la potenza del gene magro.

Vino rosso

La comprovata efficacia positiva del consumo moderato di vino è universalmente riconosciuta.

È giunto alla nostra conoscenza solamente di recente che tale alimento rientra nella categoria degli alimenti sirtuini. In aggiunta a fungere da accompagnamento ai pasti, la bevanda può essere utilizzata con beneficio per la salute del corpo e della mente in cucina, sfruttando le sue numerose proprietà salutari. Il vino di colore rosso risulta essere estremamente benefico per il corpo umano, in quanto contiene una vasta gamma di antiossidanti e composti vegetali altamente potenti, quali il resveratrolo, l'epicatechina e la catechina, che sono in grado di limitare il danneggiamento ossidativo interno dell'organismo e di proteggere l'organismo stesso. Tra tutte le diverse tipologie di vino che esistono, solamente il Pinot nero ha dimostrato la capacità di attivare in modo ottimale le proteine sirtuine. In aggiunta, il consumo di vino rosso contribuisce alla prevenzione di malattie cardiache e neoplastiche. La porzione giornaliera di vino rosso raccomandata è di un solo calice per le donne e di un massimo di due calici per gli uomini.

La somministrazione di resveratrolo mediante l'utilizzo di integratori potrebbe rappresentare l'opzione più favorevole per conseguire i suoi effetti positivi sul benessere organico.

Fragole

In generale, è universalmente riconosciuto che il consumo di frutta apporta numerosi benefici alla salute dell'organismo umano. In particolare, grazie alle sue proprietà leggere e rinfrescanti, rappresenta un'importante fonte di vitamine essenziali per il nostro benessere. La fragola prevale per le sue proprietà sirtuose. La stessa può essere consumata fresca oppure utilizzata nell'acqua al fine di creare dei sapori succulenti che stimolano i sistemi di trasporto intracellulari conosciuti come "sirtuine", a condizione che siano preparati in modo domestico e senza l'utilizzo di zuccheri aggiuntivi. Le fragole, infatti, sono in grado di stimolare il metabolismo e preservare la salute dei denti.

Le fragole sono ricche di antiossidanti, tra cui l'acido ellagico, la vitamina C e i flavonoidi. Tali sostanze sono in grado di ridurre l'infiammazione che ostacola la perdita di peso, favorendo l'azione degli ormoni deputati a tale scopo. Inoltre, gli antiossidanti presenti nelle fragole funzionano per elevare l'adiponectina, un ormone che attiva il metabolismo e diminuisce l'appetito. Inoltre, prevengono l'insorgere del diabete, in quanto regolano efficacemente i livelli di glucosio nel sangue e contrastano la formazione dell'adiposità addominale indesiderata. I suddetti fungono anche da contrasti naturali contro la cellulite e la ritenzione idrica oltre che contro l'ipertensione e l'invecchiamento. In sintesi, se consumati all'interno di un programma alimentare ben studiato come Sirt, permettono al corpo di ripristinare la sua innata capacità di perdere peso.

Notti

Le noci, unitamente alla vasta gamma di frutta secca, come le mandorle, i pistacchi e le nocciole, costituiscono un'ottima opzione di spuntino salutare, adatta sia per metà mattina che per il pomeriggio.

Il consumo di tre noci al giorno è sufficiente per stimolare il gene magro.

Questo alimento risulta essere l'opzione ideale per completare una dieta equilibrata e naturale, finalizzata al conseguimento della forma fisica ottimale.

In aggiunta, costituisco anche un'ottima fonte di energia, con un rapido consumo, risultando particolarmente conveniente per gli atleti.

Presentano una considerevole quantità di grassi vegetali ad alto contenuto di acidi grassi Omega 3.

Quest'ultimi operano per garantire il corretto funzionamento del corpo umano.

Inclusione di noci nei piatti, ove possibile, è probabile che con Tributi a la riduzione del tasso di colesterolo, poiché che le noci contengono una quantità considerevole di acidi grassi insaturi.

Di seguito viene elencato un elenco dei benefici attribuiti al consumo di noci: proteine, fibre vegetali, sali minerali tra cui rame, manganese, fosforo e magnesio.

Il sedano

Nonostante il sedano possa apparire come un cibo usuale e talvolta rimpiazzato dal prezzemolo, è importante sottolineare che esso racchiude notevoli virtù.

In primis, conviene evidenziare che se ne distinguono due varianti: una di colore bianco e l'altra di colore verde.

La variante chiara possiede un gusto più raffinato, tuttavia, mina anche il suo potenziale per innescare l'attivazione del gene magro.

Comunque, si tratta di un nutriente attivatore della sirtuina, ovvero l'apigenina e la luteolina. I componenti più nutrienti della pianta sono rappresentati dal cuore e dalle foglie.

3.2 Le Ricette Del Giorno

Presento con piacere la prima ricetta della giornata.

Se aderisci a una dieta vegana o preferisci non consumare carne, stai certo che non sarà un problema. Di seguito suggeriamo una ricetta vegan-friendly.
Lo stabilimento denominato Il Cavolo Riccio, sito in [inserire località], è qui indicato come 3.3.

In entrambe le ricette che vi abbiamo presentato, il cavolo riccio è un ingrediente comune, che abbiamo inserito anche nella lista dei 20 migliori cibi sirt.
Procediamo all'approfondimento della conoscenza di tale individuo.
Il cavolo riccio, noto anche con il nome inglese di "curly kale", rappresenta una varietà di cavolo ampiamente diffusa nei Paesi anglosassoni, la cui denominazione

deriva dall'aspetto caratteristico delle sue foglie, le quali presentano una conformazione "riccia".

Recentemente, per le sue proprietà benefiche, il suo utilizzo si sta diffondendo anche nelle regioni meridionali delle Alpi, quindi non dovrebbe creare eccessive difficoltà a procurarselo.

È povero di calorie, ricco di minerali e contiene notevoli quantità di vitamine A e C.

Oltre a possedere numerose proprietà benefiche, è un ottimo attivatore di sirtuine, più della maggior parte delle altre varietà di cavolo per il suo alto contenuto di polifenoli. Per questo motivo funge anche da ottimo antiossidante.

Capitolo quattro: Giorno quattro

La fase più ardua e impegnativa si è conclusa. Se provi una certa quantità di soddisfazione e orgoglio, sei del tutto giustificato nel farlo.

Il tuo organismo sta iniziando ad adattarsi alle nuove abitudini, portando con sé delle modifiche nel metabolismo. Risulta evidente che tu abbia già iniziato a percepire un generale stato di benessere, e la motivazione che hai dimostrato sta manifestando una crescente intensità.

Eccellente, poiché oggi segna l'inizio della seconda fase della prima fase, il viaggio da percorrere sembra essere relativamente semplice, per così dire.

A partire da oggi e per un periodo di quattro giorni, potrai consumare un totale di 1500 calorie al giorno, così distribuite: due succhi verdi e due pasti solidi al giorno.

Le norme generali che abbiamo precedentemente elencato nella sezione precedente sono altresì valide per la presente fase.

Si consiglia di preparare il proprio succo verde al momento del consumo, evitando sia di prolungarne la conservazione in frigorifero che di posticiparne l'assunzione. Il succo verde dimostra il massimo delle sue proprietà benefiche solo se consumato in forma fresca, immediatamente dopo la fase di preparazione.

Si consiglia di consumare il succo verde un'ora prima o, al massimo, due ore dopo un pasto solido.

Si consiglia di non consumare pasti solidi dopo le 19:00.

Indubbiamente, ti stai gradualmente avvicinando alla padronanza dell'utilizzo della centrifuga e integrando gli stili di vita sani che questa dieta sta inculcando in te.

4.1 L'attività Fisica

In relazione alle pratiche sane, oggi affronteremo un tema di rilevanza significativa: l'importanza dell'esercizio fisico.

Risulta essere indispensabile e costituisce un complemento

fondamentale alla corretta alimentazione?

Senza dubbio, l'esercizio fisico riveste un'importanza fondamentale per la salute di tutti ed è raccomandabile dedicarvi del tempo regolarmente. I creatori della dieta Sirt generalmente raccomandano un breve regime di allenamento di almeno trenta minuti, cinque volte a settimana. Per questo motivo, le persone che aderiscono alla dieta Sirt, un programma dietetico che privilegia chiaramente il benessere, la prevenzione delle malattie e la tranquillità rispetto al mero aspetto fisico, non possono essere considerate del tutto sedentarie.

D'altro canto, il nuovo metabolismo, stimolato dalle sirtuine, ti dona una resistenza fisica maggiore e una più grande vitalità.

Come possiamo non sfruttare e sfruttare questo nuovo potenziale per impegnarci nell'attività fisica?

Pur essendo un seguace della dieta sirt, non ci sono requisiti obbligatori per intraprendere una particolare forma di esercizio, né i risultati della dieta sono irraggiungibili senza impegnarsi in una specifica attività fisica.

Effettivamente, la dieta che favorisce l'attivazione del gene magro determina conseguenze che sono classiche dell'allenamento intensivo, quali la riduzione del tessuto adiposo e l'aumento e consolidamento della massa muscolare. Certamente, l'esercizio fisico costituisce un eccellente coadiuvante alla dieta. Suggeriamo pertanto di perseguire l'attività sportiva, nel caso in cui questa fosse già stata intrapresa. Potrai constatare che il vostro organismo risponde in maniera ottimale, manifestando maggiore agilità e resistenza. Se invece non hai mai avuto l'opportunità o il desiderio di farlo, questo è il momento perfetto per cominciare. Indipendentemente dalla tua preferenza sportiva, che sia il pilates, lo yoga, l'allenamento con i pesi, oppure una passeggiata o un'escursione all'aperto, avrai la possibilità di selezionare l'attività fisica più consona alle tue esigenze e preferenze. Siamo inclini a suggerire di evitare l'eccesso: un regime di attività fisica moderata, soprattutto nel caso in cui si sia alle prime armi, si integrerà efficacemente con le vostre abitudini alimentari e contribuirà all'attivazione delle sirtuine, favorendo il raggiungimento di un equilibrio tonico-psicologico ideale.

La Fase Due, la Fase Due è imminente.

A partire da oggi, è possibile assumere due pasti solidi.

In questa fase verranno introduzioni alcuni alimenti, quali i datteri Medjoul ad esempio.

Probabilmente, ciò risulterà sorprendente data l'elevata quantità di zuccheri presente in tali frutti. A questo proposito è necessario fare una precisazione: gli zuccheri naturalmente presenti in alcuni alimenti di origine vegetale sono molto diversi dallo zucchero raffinato che si trova negli alimenti trasformati. Se è infatti vero che lo zucchero di per sé non stimola la produzione di sirtuine né favorisce la perdita di peso, è anche vero che incorporare cibi saporiti e ricchi di zuccheri naturali, come nel caso di questi datteri che contengono sostanze benefiche, non può che essere benefico e essere un piacevole e saporito diversivo.

Le Ricette Del Giorno

In questo capitolo ti presentiamo la ricetta del **muesli sirt**, che ti consigliamo di far diventare il primo pasto solido della giornata.

Eccola qui:

Muesli Sirt

Ingredienti (per una porzione):

- 40 g di datteri Medjoul
- 15 g di noci tritate
- 10 g di fave di cacao
- 100 g di fragole
- 20 g di fiocchi di grano saraceno
- 10 g di grano saraceno soffiato
- 15 g di cocco in scaglie essiccato

- 100 g di yogurt greco (se hai un'alimentazione vegana, puoi sostituirlo con yogurt di soia o latte al cocco)

Preparazione:

Per quanto riguarda le fragole, si consiglia di affettarle in modo netto e frullarle insieme a tutti gli altri componenti. Qualora intendessi produrre una vasta quantità di tale muesli, al fine di consumarlo nei giorni a venire, ti è consentito farlo con serenità. Il procedimento consiste semplicemente nel combinare gli ingredienti secchi e collocarli all'interno di un contenitore dotato di chiusura ermetica. Incorporare esclusivamente componenti freschi, vale a dire fragole e yogurt, durante le fasi finali.

Qui vi presentiamo un'altra deliziosa ricetta di Sirt, come è diventata consuetudine. Questa volta proponiamo un piatto appetitoso che si rivolge sia agli onnivori che ai vegani, ispirandosi a una ricetta tradizionale toscana. Questa pietanza può costituire una componente del vostro pasto serale sia durante la fase di dieta che quella di mantenimento.

Fagioli Stufati

Ingredienti (per una porzione):

- 1 barattolo di pelati (400 g)
- 1 cucchiaino di concentrato di pomodoro
- Un barattolo di fagioli misti (200 g)
- 50 g di cavolo riccio
- 1 cucchiaio di prezzemolo
- 40 g di grano saraceno

- 1 cucchiaio di olio extravergine di oliva
- 50 g di cipolla rossa
- 30 g di carote pelate
- 30 g di sedano mondato
- 1 spicchio d'aglio
- ½ peperoncino Bird's Eye
- 1 cucchiaino di erbe di Provenza
- 200 ml di brodo vegetale

Preparazione:

Priva la padella di cuocere e versavi l'olio, consentendogli di acquisire gradualmente temperatura a fuoco moderato. Prosegui successivamente, sempre mantenendo la fiamma bassa, con la rosolatura della cipolla, delle carote e del sedano finemente tritati, dell'aglio, del peperoncino sminuzzato e delle erbe di Provenza.

Dopo che la cipolla avrà raggiunto l'ebollizione, si consiglia di incorporare i pomodori pelati, il composto di brodo vegetale e il concentrato di pomodoro nella preparazione. Porta ad ebollizione.

Inserisca adesso i fagioli e lasci bollire per una durata di trenta minuti.

In questo momento, ti preghiamo di incorporare il cavolo riccio previamente tritato in pezzetti grandi, lasciandolo cuocere per un periodo di circa dieci minuti. Dopo averlo lasciato ammorbidire, si consiglia di aggiungervi il prezzemolo.

Intanto, avrai messo a cuocere il grano saraceno e lo avrai successivamente scolato in vista di servirlo in combinazione con i fagioli.

Buon appetito!

Il Prezzemolo

Senza dubbio avrai notato che pressoché tutte le ricette finora illustrate includono prezzemolo, analogamente al succo verde.

Effettivamente, la varietà a foglia liscia del prezzemolo rappresenta uno dei cibi sirt più potenti.

Oggi desideriamo dedicare alcuni elogi a questa pianta aromatica che si distingue per essere sia una delle più prevalenti in cucina sia oggetto di critiche infondate.

Frequentemente, infatti, il prezzemolo viene utilizzato principalmente a fini estetici anziché costituire un ingrediente distintivo delle pietanze. È il tocco finale della ricetta di pesce, l'elemento decorativo dell'insalatiera e la nota verde sulla tela bianca del piatto.

Tuttavia, è importante sottolineare il valore gastronomico del prezzemolo, il quale possiede un profumo sobrio e distintivo in grado di esaltare il gusto delle nostre pietanze.

Nonostante la sua rilevanza, non è questo l'aspetto prioritario su cui desideriamo concentrarci.

Il punto è che il prezzemolo possiede anche qualità benefiche.

Le nazioni mediorientali sanno bene di aver conferito a questo ortaggio il riconoscimento di essere un pregiato ingrediente per insalate. Viene comunemente consumato crudo, spesso abbinato ad altri ingredienti come scalogno, rucola, ravanelli e menta fresca, sia con che senza condimento.

Si consideri che mediante l'utilizzo del prezzemolo è possibile ottenere una compressa in grado di alleviare il fastidio causato dalle punture d'insetti. Questa sostanza possiede proprietà diuretiche e sudorifere che favoriscono l'eliminazione delle tossine presenti nell'organismo. In Cina, è comunemente impiegato al fine di ridurre la pressione arteriosa elevata, in conformità con i precetti della medicina tradizionale cinese. Come è universalmente riconosciuto, il consumo in quantità eccessive di tale sostanza può comportare un elevato rischio, in particolare per le donne in stato di gravidanza le quali potrebbero subire un aborto spontaneo. In passato, questa sostanza veniva persino impiegata come abortivo naturale. Le considerevoli quantità menzionate sono anormali e non sono pertinenti né all'utilizzo culinario né al contenuto di succo verde, come Lei ben sa.

Distribuzione Delle Sostanze Nutritive

Alimentazione sana e preziosi consigli

Se aveste considerato in precedenza i nutrienti essenziali richiesti dal nostro organismo e le loro fonti, sareste senza dubbio giunti ad una chiara realizzazione. In un unico alimento, è possibile trovare una combinazione di nutrienti essenziali per il mantenimento dell'efficienza fisiologica del proprio organismo. Ad esempio, nell'elemento organico degli animali, si riscontra la presenza di numerosi tra i composti vitaminici e salini di cui si è discusso, unitamente alla presenza dei macronutrienti fondamentali stessi. Analogamente, questo può essere affermato per i legumi, i cereali integrali e altre tipologie di alimenti. Esistono numerosi alimenti che comprendono tutti gli elementi essenziali necessari per il corretto funzionamento del nostro organismo.

Che cosa significa questo?

In sostanza, la strutturazione di una dieta che incorpori diversi tipi di cibo in modo equilibrato rappresenta un metodo agevole per soddisfare le necessità quotidiane del nostro organismo senza imporre uno sforzo eccessivo. Qualora non si manifestassero patologie specifiche, un'adeguata alimentazione risulterà sufficiente per fornire al nostro organismo tutti i nutrienti necessari. Chiaramente, purché non vi siano preesistenti impedimenti fisici. In caso di ciò, si prega cortesemente di rivolgersi ad un esperto prima di avventurarsi nell'adozione del metodo del digiuno intermittente.

Il dato rilevante è che, nell'ambito del digiuno intermittente, risulta superfluo l'implemento di un regime dietetico supplementare al fine di raggiungere risultati significativi. Dobbiamo astenerci dal considerare l'instaurazione di un disavanzo energetico, come già precedentemente discusso. Indurre un disavanzo calorico potrebbe ostacolare la conformità al regime alimentare che si sta cercando di adottare.

Intende questo presupporre che sia possibile consumare qualsiasi alimento? Assolutamente no.

In precedenza, è stato dimostrato che è preferibile spostare l'attenzione su alcuni tipi di alimenti astenendosi dal consumo di altri. Viene rievocato il discorso concernente la predilezione per gli alimenti integrali e non raffinati, a titolo di esempio.

Di seguito verranno presentati alcuni consigli per ottimizzare l'assunzione di nutrienti e migliorare la resa della dieta, al fine di raggiungere due obiettivi fondamentali: 1) Mantenere un regime alimentare equilibrato e 2) Sfruttare al massimo i nutrienti di cui l'organismo necessita, evitandone uno spreco.

Gli zuccheri e le calorie vuote non sono accettabili. Vi siete abituati a consumare spuntini e snack di diversa natura? Vi state precipitando ad acquisire le patatine contenute nella busta? Bene. Questi sono alimenti vuoti. Questi elementi non conferiscono alcun beneficio al corpo e non costituiscono una fonte sostenibile di energia. In gran parte dei casi, uno spuntino può apportare una rapida stimolazione di glucosio, che se non impiegato, può trasformarsi in depositi adiposi.

Attenzione ai Sali minerali. Abbiamo osservato come siano presenti in diversi alimenti, incluso il gruppo delle verdure. Tuttavia, si prega di prestare attenzione alle verdure cotte in acqua e bollite. Spesso rimuovo i cristalli di sale che si accumulano nel brodo. Nelle conversazioni precedenti, abbiamo discusso i potenziali benefici dell'utilizzo del brodo per mitigare le sfide del digiuno. Fino ad ora non abbiamo menzionato l'utilità della pratica al fine di recuperare i sali minerali eliminati dalle verdure durante il processo di cottura. Non buttiamolo e beviamolo. Darà un notevole apporto.

Alimenti piccanti SI. Il consumo di cibi piccanti attiva un meccanismo fisiologico attraverso il quale il nostro organismo compensa la sudorazione e la sensazione di calore associati a tale pratica, utilizzando energia per mantenerci freschi. In altre termini, il consumo di cibo speziato avvia il processo di attivazione del metabolismo dei grassi.

La questione sull'utilizzo di zucchero o dolcificanti ha costituito oggetto di discussione per diversi anni. Il dolcificante presenta un ridotto apporto calorico rispetto allo zucchero. Pertanto, in linea teorica, potrebbe essere accettabile. Simultaneamente, in accordo con alcune ricerche, l'utilizzo cronico del dolcificante può condurre a una modificazione del nostro processo metabolico, il quale risulta compromesso nella capacità di bruciare le calorie provenienti dagli zuccheri. Prestare quindi attenzione. Il saccarosio di palma rappresenta un'alternativa altamente raccomandabile, sia sotto l'aspetto della salute, che in termini di proprietà dolcificanti. Se vi troverete nella necessità di effettuare una scelta, sarebbe opportunamente propeso optare per quest'ultima opzione, rappresentata dallo zucchero non raffinato di tipo tradizionale o ancor meglio dalla stevia, la quale ha acquisito un notevole risalto negli ultimi tempi grazie alle sue qualità eccellenti. Restate su questi tre.

Prodotti alimentari integrali che richiedono una particolare attenzione nella scelta. Per quale motivo occorre procedere all'assunzione con cautela? Effettivamente, si tratta di una semplice osservazione da tenere in considerazione nel caso in cui non siamo soliti ad assumerne abitualmente. Occasionalmente, a coloro che non sono abituati, la digestione può presentare inizialmente lievi problematiche. Qualora desideraste transire dalla pasta tradizionale a quella integrale, si consiglia di effettuare tale transizione gradualmente. Analogamente ai cereali integrali non sottoposti a processo di decorticazione.

Alcool meglio di no. Inutile dire che, a parte l'aspetto conviviale e sociale facilitato dal consumo di bevande alcoliche, non ne deriva alcun beneficio nutrizionale. L'alcool contiene molte calorie e non restituisce una quantità di nutrienti tale da giustificarne il consumo. Questo implica che, se consumato con moderazione e non quotidianamente, non è da evitare del tutto? Ovviamente no. Con un'enfasi sulla moderazione e la piacevolezza, le bevande alcoliche rappresentano un elemento integrante della nostra vita e della nostra cultura. Si prega di fare attenzione a non farne un uso improprio.

Bevande zuccherine NO. Si tratta esclusivamente di una soluzione di zucchero in forma liquida. Essi non presentano alcuna valenza nutrizionale. Durante qualsiasi regime dietetico o percorso salutistico, è altamente consigliato evitare accuratamente di assumere tali sostanze.

Creme Varie. Si tratta chiaramente di alimenti con un elevato contenuto calorico. Sia rispetto alla crema di nocciole che al burro di arachidi. Tuttavia, sia nel primo che nel secondo caso, si nota un'apprezzabile qualità nutrizionale, poiché sono costituite principalmente da carboidrati e proteine, nonché da grassi. Consommate tali alimenti con moderazione, tenendo presente che le calorie assimilate dovranno essere adoperate in modo oculato.

Si invita cortesemente a considerare con attenzione gli orari dei pasti. Un'importante raccomandazione riguarda la suddivisione dei pasti nel corso della giornata. Per rendere il digiuno più gestibile senza eccessive difficoltà, stiamo valutando di stabilirlo in base alle nostre attuali abitudini prima di iniziare il digiuno. Quale è il pasto della giornata che consideriamo di maggior importanza e la cui mancata assunzione ci metterebbe in difficoltà? Siamo soliti consumare una colazione opulenta? Non rimuoviamolo e iniziamo il conteggio delle otto ore da lì. Abbiamo l'abitudine di consumare il pasto serale circa alle ore otto? Il calcolo del digiuno di sedici ore inizierà da quel punto. Come accennato in precedenza nelle pagine precedenti, è fondamentale adattare il regime di digiuno alle dinamiche esistenti della nostra vita.

"Distribuzione equa dei nutrienti" in tono formale.

Come posso distribuire efficacemente i nutrienti che ho appreso in questi capitoli durante il mio regime alimentare quotidiano? Fornire una risposta a questa domanda è un compito complesso, e presto approfondiremo la logica alla base di questa affermazione. Facciamo però una premessa. Le indicazioni che forniremo saranno necessariamente di carattere generale. Di conseguenza, forniremo istruzioni generalmente precisi, ma che potrebbero presentare variazioni a seconda della costituzione corporea del destinatario.

Quindi. Perché le indicazioni non possono essere uniformi per tutti? La risposta è abbastanza semplice e del tutto intuitiva. Un individuo che possiede un'altezza pari a 1,80 metri e un fisico ben allenato, presumibilmente richiederà una composizione e una proporcionatura differente di macronutrienti rispetto a un individuo che non pratica attività fisica regolare. Evidentemente, l'apporto calorico giornaliero varierà in modo significativo.

In aggiunta a ciò, la natura dell'impegno fisico influisce sulla scelta degli alimenti necessari. Questo contesto suggerisce anche che la dieta di un corridore sarebbe diversa da quella di un bodybuilder, in quanto è abbastanza intuitiva.

Cosa ne consegue quindi? Pertanto, si può dedurre che effettuare una corretta valutazione di come strutturare l'assunzione di macronutrienti all'interno della nostra dieta non è una questione del tutto semplice.

Quindi come ci regoliamo? Ci adoperiamo per mantenere un valore strettamente indicativo e congruo alla vita di un individuo comune. Uno stile di vita che prevede una routine prevalentemente sedentaria con attività fisica sporadica. La stessa può essere adattata anche per coloro che praticano attività fisica regolare a bassa intensità.

Facciamo riferimento a coloro che svolgono attività fisica a bassa intensità e ai soggetti che praticano una leggera corsa tonificante una o due volte alla settimana.

L'assunzione giornaliera raccomandata di proteine, carboidrati e grassi per tutti questi è la seguente: Sulla base di un apporto proteico di 0,9 grammi per chilogrammo di peso corporeo, moltiplicare per 2 per i grassi e per 3 per i carboidrati.

Prendiamo ad esempio un individuo che presenti un peso corporeo di 70 chilogrammi.

Il contenuto proteico è calcolato come 0,9 moltiplicato per 70, risultando in 63 grammi.

Secondo i calcoli, la quantità di grassi è pari a 126 grammi, ottenuta moltiplicando 63 per 2.

La quantità totale di carboidrati è pari a 63 moltiplicata per 3, risultando in 189 grammi.

Ripetiamolo. Assumiamo un approccio indicativo nel fare tale calcolo, il quale ci serve soltanto come punto di partenza per il nostro percorso, in modo da poterlo adeguare alle eventuali fluttuazioni delle nostre attività sportive quotidiane.

La Dieta Sirtfood Ti Aiuterà A Bruciare I Grassi.

Gli elementi ecologici esercitano un'importante influenza sull'esito della vita organica, e tra le molteplici variabili, quella del sostegno vitale si rivela particolarmente rilevante. Attualmente, l'aumento della speranza di vita rappresenta un importante obiettivo per la scienza medica. Da tempi antichi, l'idea è stata introdotta dall'individuo come una scoperta di propria creazione.

La raccolta di dati dimostra in maniera incontrovertibile che esiste la possibilità di influenzare i segnali di maturazione. Indubbiamente, un'adeguata mediazione può contribuire al miglioramento del benessere e all'aumento della longevità.

Un omaggio ad Ancel Keys, che fu il primo a fornire una prova logica convincente del ruolo della nutrizione nel mantenimento della salute della popolazione e dell'equilibrio delle malattie, collegandola esplicitamente alle malattie cardiovascolari che rimangono ancora oggi la principale causa di mortalità.

È opinione diffusa che la natura della propria dieta possa avere un impatto sostanziale sia sulla quantità che sulla qualità della propria vita. Il regime alimentare mediterraneo è considerato un prototipo dietetico esemplare e benefico.

Il progresso nella comprensione degli impatti benefici di uno specifico modello dietetico sul benessere generale e sulla longevità nella seconda metà del secolo rimanente ha generato un nuovo impulso verso la formulazione di un paradigma alimentare a ridotto contenuto di carboidrati, che può attenuare l'incidenza di malattie croniche malattie e portare a una maturazione sostanziale.

In seguito, durante gli anni '90, è stata ideata la dieta DASH (Dietary Approaches to Stop Hypertension) allo scopo di valutare la fattibilità del trattamento dell'ipertensione in modo non farmacologico.

Per garantire l'accuratezza, è degno di nota il fatto che la dieta DASH mostri una notevole somiglianza con la dieta mediterranea, con il suo abbondante consumo di alimenti a base vegetale, cereali integrali ed erbe aromatiche, pur essendo relativamente inferiore nelle carni grasse. La notizia straordinaria consiste nel fatto che la dieta DASH ha ridotto significativamente il rischio di patologie cardiovascolari, diabete di tipo 2, alcuni tipi di tumori maligni e altre malattie associate all'invecchiamento.

L'introduzione della dieta Sirt nella vasta gamma di regimi dietetici ha lo scopo di migliorare ulteriormente i benefici medici della nutrizione ricca di piante e carne, in particolare per le persone con ipercolesterolemia.

Questa dieta, che predilige principalmente alimenti vegetali con basso contenuto di grassi, prescrive anche un'assunzione elevata di nutrienti funzionali, quali verdure a foglia verde, stanoli vegetali, proteine di soia e mandorle. In modo singolare, i partecipanti dell'assemblea Sirt hanno manifestato una riduzione dell'incidenza di patologie coronariche connesse al fattore colesterolemico.

Tuttavia, inoltre, la misura dell'assunzione di nutrienti è stata portata alla luce come una preoccupazione legittima per i ricercatori tradizionali come potenziale modificatore dell'armonia tra benessere e infezione in un'ampia gamma di specie viventi.

In particolare, la restrizione calorica a lungo termine (CR) è stata dimostrata come un intervento benefico emergente che alimenta gli strumenti per combattere l'invecchiamento nel corpo.

Conseguentemente, la consueta dieta degli abitanti dell'isola giapponese di Okinawa è stata notevolmente alterata, poiché questi isolani si contraddistinguono per la loro elevata longevità e la significativa estensione del loro benessere, fattori che hanno contribuito a garantire la più elevata percentuale di centenari al mondo.

Il dato degno di nota consiste nella somiglianza sostanziale tra la dieta consueta di Okinawa e quelle riferite agli schemi nutrizionali della dieta mediterranea e della dieta DASH, concernente la tipologia di alimenti.

In ogni caso, la valutazione di vitalità degli Okinawesi risultava inferiore del 20% rispetto alla media giapponese, sulla base di percezioni logiche sottostanti, determinando così uno stato medio di CR.

Nell'ultimo esame condotto dal soggetto, come pubblicato sul quotidiano "Aug8 print release of the diary Cell Metabolism", è stato osservato quanto avviene in assenza della proteina SIRT1 dalle cellule adipose, alterando così il rapporto muscolo-grasso.

Quando viene adottata una dieta ad alto contenuto di grassi, i roditori carenti di proteine mostrano precocemente problematiche metaboliche, come ad esempio il diabete, rispetto ai loro omologhi alimentati con una dieta similare.

Hai eliminato una delle protezioni che previene il decadimento metabolico, pertanto, in caso lei autorizzi una routine alimentare ad alto contenuto di grassi, risultano essere più suscettibili rispetto ad un topo di tipo standard.

La suddetta scoperta accresce la plausibilità che l'impiego di farmaci che attivano il SIRT1 possa contribuire a mitigare il rischio di patologie connesse all'indice di massa corporea.

A partire da allora, tali proteine sono state osservate come responsabili dell'organizzazione di una serie di sistemi ormonali, amministrativi e di diverse qualità, al fine di assicurare la sopravvivenza e la salute delle cellule.

Le loro precedenti ricerche hanno dimostrato che SIRT1, presente nella mente, costituisce un meccanismo protettivo contro la neurodegenerazione riscontrata nei casi di Alzheimer, Huntington e Parkinson.

SIRT1 è una proteina che espelle gruppi di gruppi acetilici da varie proteine, alterandone così la cinetica. Guarente osserva che i potenziali punti focali di questa deacetilazione sono diversi, il che probabilmente spiega l'ampio spettro di capacità difensive di SIRT1.

Nello studio sul metabolismo cellulare, gli esperti hanno condotto un'indagine sulle varie qualità che sono state attivate nei topi carenti di SIRT1, ma che sono stati incoraggiati ad aderire a un regime alimentare tipico. Hanno scoperto che queste qualità erano praticamente indistinguibili da quelle attivate nei normali topi sostenuti da un regime alimentare ricco di grassi.

Nei modelli top tipici, il miglioramento del problema metabolico costituisce una procedura in due fasi come raccomandato.

Secondo Guarente, il passo iniziale prevede la disattivazione della SIRT1 da parte del regime dietetico ad alto contenuto di grassi, seguito dalla successiva progressione di tutte le conseguenze indesiderabili. Gli studiosi hanno investigato il meccanismo di tale fenomeno e hanno riscontrato che nei roditori comuni, a cui viene tributata regolarmente una dieta rica di lipidi, la proteina SIRT1 è soggetta a taglio da parte di un composto denominato caspasia-1, il quale è stimolato da fattori irritativi. È stato compreso che i regimi alimentari ad elevato contenuto lipidico possono potenzialmente stimolare l'infiammazione. Tuttavia, la modalità precisa attraverso cui ciò accade risulta ancora incerta, afferma Guarente. "La conclusione tratta dal nostro esame è che una volta che si verifica l'accensione della reazione al fuoco, l'esito nelle cellule adipose è la scissione di SIRT1", ha affermato il relatore.

Secondo Anthony Suave, professore associato di farmacologia presso il Weill Cornell Medical College che non era coinvolto nel gruppo esplorativo, questa scoperta fornisce un piacevole meccanismo subatomico per capire come i segnali di fuoco all'interno del tessuto adiposo possono distruggere rapidamente il tessuto metabolico.

Secondo le affermazioni di Suave, i medicinali che si focalizzano sulla procedura infiammatoria e quelli che potenziando l'effetto sirtuinico possono avere una valenza favorevole nel contrastare i disturbi associati alla sensazione di pesantezza.

Qual è il funzionamento della dieta Sirtfood?

La fondamenta della dieta sirtuina può essere illustrata in maniera accessibile o attraverso una terminologia più articolata. Nonostante ciò, risulta imprescindibile acquisire una comprensione approfondita del funzionamento e delle ragioni sottese, onde poter apprezzare l'intrinseca utilità dell'operazione in corso. È anche imperativo acquisire conoscenze su come questi alimenti ricchi di sirtuine aiutino ad aderire al proprio regime alimentare. In caso contrario, l'inclusione di alimenti a basso contenuto nutritivo nel vostro pasto potrebbe vanificare la finalità della pianificazione di una dieta ricca di sirtuine.

L'aspetto più cruciale è che questa non è una dieta di moda. Come sarà possibile constatare, si può rilevare un notevole accumulo di conoscenza nel modus utilizzandis degli alimenti naturali a fini medicinali che l'essere umano ha acquisito nel corso di millenni.

Per comprendere il meccanismo di funzionamento della dieta Sirtfood e il significato di questi alimenti specifici, esamineremo il ruolo fondamentale che svolgono nel corpo umano.

L'attività delle sirtuine è stata inizialmente studiata nel lievito, in cui una mutazione ha provocato un'estensione della durata della vita del lievito. È stato dimostrato che le sirutine rallentano il processo di invecchiamento in topi da laboratorio, moscerini della frutta e nematodi.

Come evidenziato dalle ricerche condotte sulle Sirtuine e sulla loro trasferibilità ai mammiferi, esse sono state sottoposte a scrutinio per quanto riguarda il loro consumo nelle diete e il conseguente rallentamento del processo di invecchiamento.

Le sirtuine negli esseri umani mostrano variazioni nella loro tipologia, ma operano prevalentemente attraverso meccanismi e logiche simili.

La famiglia delle sirtuine è costituita da sette "membri". È opinione diffusa che le sirtuine abbiano un ruolo di rilievo nella modulazione di diverse funzioni cellulari, compresa la proliferazione cellulare (processo di riproduzione e accrescimento cellulare) e l'apoptosi (morte cellulare). Tali elementi favoriscono la sopravvivenza e sanno resistere alle avversità per migliorare la durata della vita.

Inoltre, esse sono considerate come agenti preventivi contro la neurodegenerazione, ovvero la disfunzione o la perdita delle cellule nervose nel cervello.

Essi svolgono le loro mansioni domestiche mediante l'eliminazione di proteine tossiche e la promozione della flessibilità cerebrale per l'adattamento alle diverse condizioni dell'ambiente o per il recupero della funzionalità cerebrale (ovvero la plasticità cerebrale).

Con il loro contributo sussidiario riducono altresì l'infiammazione cronica e mitigano l'impatto del cosiddetto stress ossidativo.

Il termine "stress ossidativo" indica la condizione in cui una quantità eccessiva di radicali liberi nocivi per le cellule si trova in circolo nel corpo, impedendo alla fisiologia di contrastarli con efficacia mediante l'azione degli antiossidanti. Questi fattori sono anche associati a malattie legate all'età e al peso, il che ci riporta ancora una volta a discutere sul loro effettivo funzionamento.

Si osserveranno le etichette relative ai geni "Silence Information Regulator", identificate mediante l'acronimo "SIR", all'interno della sezione Sirtuins.

Essi svolgono esattamente tale compito, ovvero mantenere il silenzio o regolare le attività, in qualità di parte integrante delle proprie mansioni. Le sette proteine SIRT utilizzate dall'uomo per i meccanismi cellulari sono SIRT1, SIRT2, SIRT3, SIRT4, SIRT5, SIRT6 e SIRT7. Ciascuno di questi tipi è assegnato alla responsabilità di diverse regioni di protezione delle cellule. Essi operano mediante la stimolazione o l'attivazione di specifiche espressioni geniche, nonché attraverso la riduzione o l'inibizione di altre espressioni geniche. Questo implica fondamentalmente che possono influenzare l'espressione dei geni per alterare la quantità o la frequenza di attività che sono già pre-programmate.

Ogni sottotipo di SIRT, attraverso reazioni enzimatiche, prende di mira aree cellulari distinte che sono responsabili di processi metabolici cruciali per sostenere la vita. Ciò è connesso anche alle parti anatomiche e alle funzioni fisiologiche che andranno ad influire.

A titolo illustrativo, SIRT6 innesca un'espressione genica negli esseri umani che influisce sul muscolo scheletrico, sul tessuto adiposo, sul cervello e sul cuore. Si ipotizza che l'attivazione del gene SIRT 3 possa provocare l'espressione di geni in grado di compromettere il funzionamento di importanti organi come i reni, il fegato, il cervello e il cuore.

"La correlazione tra i suddetti concetti rivela che le proteine Sirtuin sono in grado di catalizzare modifiche nell'espressione genica. Nel contesto della dieta Sirtfood, siamo interessati a come le Sirtuin possano reprimere i geni associati all'invecchiamento accelerato e alla regolazione del peso corporeo".

L'altro aspetto di questa discussione relativa alle sirtuine concerne la funzione e l'influenza della restrizione calorica sul metabolismo umano. La limitazione calorica consiste sostanzialmente nell'assumere un'apporto calorico ridotto. L'associazione di tale pratica con il regolare esercizio fisico e l'adozione di un approccio mirato alla riduzione del livello di stress risulta generalmente essere un connubio efficace per la riduzione del peso corporeo. La restrizione calorica ha inoltre dimostrato, attraverso numerosi studi condotti sia sugli animali che sull'uomo, la capacità di aumentare la longevità.

Sarebbe opportuno approfondire l'analisi del ruolo delle sirtuine in relazione alla restrizione calorica, nonché l'impiego della proteina SIRT3, la quale riveste un ruolo significativo nei processi metabolici e nell'età avanzata. Tra tutti gli effetti delle proteine sull'espressione genica, come la prevenzione della morte cellulare e la riduzione della crescita tumorale, ci proponiamo di comprendere l'impatto della SIRT3 sul peso, nel contesto di questo libro.

Il gene SIRT3 risulta significativamente espressosi nei tessuti metabolicamente attivi, come illustrato in precedenza, e tale espressione risulta amplificata in caso di restrizione calorica, digiuno e attività fisica. Al contrario, ci sarà un livello di espressione inferiore quando il corpo è sottoposto a una dieta ricca di grassi e ipercalorica.

Il ruolo delle sirtuine nella regolazione dei telomeri e nella riduzione dell'infiammazione costituiscono i più recenti elementi salienti. Ciò contribuisce, altresì, a prevenire le malattie e l'invecchiamento del corpo umano.

I telomeri sono sequenze proteiche situate nelle regioni terminali dei cromosomi. Durante il processo di divisione cellulare, si riscontra il fenomeno di accorciamento di questi. Con l'avanzare dell'età, la durata si ridurrà ulteriormente e altri fattori di stress che agiscono sul corpo contribuiranno a tale diminuzione. La mantenuta elongazione dei telomeri rappresenta il fattore determinante nel ritardare il processo di senescenza. In aggiunta, una dieta appropriata, unitamente alla pratica di attività fisica e ad altri fattori variabili, ha la capacità di prolungare i telomeri. L'attivazione di

SIRT6, una delle sirtuine, può risultare benefica nella gestione di infortuni del DNA, infiammazioni e stress ossidativo. SIRT1 dà il suo contributo nel gestire i cicli di reazione infiammatoria, i quali sono connessi a numerose patologie associate all'invecchiamento.

Il Dolce Nemico: Lo Zucchero.

Nel mondo virtuale del web ho fatto la scoperta della verità, ma anche di informazioni contrastanti. Un articolo ha attirato completamente la mia attenzione. "In modo trasparente e accurato, riporto la frase iniziale dell'articolo: "New York".

Numerosi scienziati hanno ricevuto pagamenti dall'industria dello zucchero negli anni '60 per minimizzare la connessione tra consumo di zucchero e problemi cardiaci e spostare l'attenzione sui grassi saturi. Nel 1967, tre scienziati furono ricompensati con 50.000 dollari per propagare questo significativo errore.

Durante un periodo di ricerche protrattosi per più di cinquant'anni, è stato scoperto un fatto completamente inedito: la diminuzione dell'assunzione di grassi ha portato all'aumento significativo di decessi legati a patologie cardiovascolari, nonché all'incremento di casi di diabete e cancro, giungendo così alla triplicazione delle suddette patologie. Rifletto sulle occasioni in cui, pur essendo animato dalla volontà di perdere peso e di seguire un regime alimentare salutare, ho scelto di consumare yogurt dall'alto contenuto di zuccheri e dalla bassa presenza di grassi.

zuccheri aggiunti! Accidenti all'ignoranza. Tuttavia, in questa occasione, non posso attribuire la responsabilità a me stesso. Ecco in che modo siamo stati vittime di una frode.

È stato rimosso l'elemento lipidico e aggiunta una quantità di zucchero. È stato riscontrato che la generazione di tessuto adiposo non è solamente correlata alla presenza di grasso corporeo. Anzi. Il saccharosio raffinato viene prontamente assorbito dal sistema circolatorio e, se introdotto in quantità eccedenti la norma richiesta per la giornata, tende ad essere accumulato dal nostro organismo in forma di tessuto adiposo, al fine di far fronte a eventuali periodi di privazione alimentare. Periodi in cui potremmo essere soggetti ad inedia. Tuttavia, tale avvenimento si colloca nell'era preistorica; attualmente, il cibo ci circonda a tal punto che gli alimenti zuccherati risultano essere i più accessibili economicamente. Come non rallegrarsi di tale sorte? Una porzione di minestra misurata mediante un cucchiaio colmo o cinque porzioni di caffè di dimensioni ridotte. La soglia è stata superata. È possibile che tu stia attualmente esultando per non aver mai consumato la quantità esorbitante di prodotti dolciari al giorno; tuttavia, è utile svelarti un dettaglio essenziale: il contenuto zuccherino è presente ovunque. Si trova nel miele, nella bruschetta, nei piatti di pasta e riso, nelle marmellate e nei prodotti spalmabili, nelle conserve di pomodoro, nei succhi, nella verdura, nella frutta e nelle bevande dolcificate. La presenza di zucchero è pervasiva e pertanto è necessario estendere l'attenzione alle abitudini alimentari quotidiane oltre a quelle consuetudinarie. Ogni alimento confezionato,

ZUCCHERI. L'utilizzo pervasivo dello zucchero richiede una maggiore consapevolezza circa la quantità che si consuma nell'arco della giornata. Conformemente alla normativa vigente, è obbligatorio che ogni prodotto alimentare in confezione riporti le informazioni nutrizionali pertinenti. La rivelazione del contenuto di carboidrati svelerà alcune spiacevoli sorprese. Verifichi personalmente, mediante un'attenta osservazione visiva, coerentemente armato/a di strumenti per la stesura di note, e calcoli accurati. Dovremmo assumere una condotta responsabile in materia di alimentazione. Emergono quesiti sulla presenza pervasiva di zuccheri aggiunti in quasi tutti i prodotti alimentari. La saccharosio, composto chimico noto come zucchero, possiede proprietà conservanti che favoriscono l'allungamento del periodo di conservazione degli alimenti processati. Inoltre, è noto che tale sostanza può indurre una dipendenza psicofisica simile a quella osservata per droghe quali l'eroina e la cocaina. Non sto affermando questo, ma piuttosto una conoscenza scientifica, che sto trasmettendo in modo chiaro e comprensibile. Anche se non sono un medico, sono un individuo che cerca informazioni. Al momento del consumo di zucchero, i recettori di piacere presenti nel cervello risultano stimolati.

segnale dalla dopamina. L'aumento della dopamina

Procura una sensazione di felicità. La gioia si esaure e desideri maggiormente la dolcezza. Un brutto circolo vizioso. Sta cominciando a comprendere l'importanza, per un'impresa, di produrre alimenti contenenti zuccheri aggiunti? Per renderti dipendente!

Esiste una celebre citazione che efficacemente illustra il concetto relativo alle possibili conseguenze per noi stessi e il nostro organismo derivanti dalle scelte alimentari che adottiamo: "

Siamo quello che mangiamo. Quantas volte ha udito quest'affermazione? Ritengo che sia opportuno acquisire un'adeguata comprensione del processo di assunzione di cibo e della sua rilevanza per la salute del nostro organismo. Precisamente interpretato, potrebbe essere suggerito che il consumo di un cornetto possa portare alla metamorfosi del proprio fisico in una forma simile ad un "croissant", o che il consumo di sedano possa causare una trasformazione in un "sedano secco". Sebbene questo non rappresenti del tutto il processo meccanico, siamo sulla giusta via! Siamo ciò che assumiamo; per ogni alimento che ingeriamo, il nostro organismo metabolizza i nutrienti e risponde di conseguenza. Si prega di informarsi se effettua una valutazione della composizione nutrizionale del cibo al fine di adempiere alle esigenze nutrizionali del corpo o se la propria attenzione è maggiormente focalizzata sulla soddisfazione del gusto delle papille gustative. Cosa succede veramente dopo aver deglutito?

In primo luogo, occorre tenere presente che il cibo intraprende un percorso piuttosto lungo (che può durare fino a 24 ore) prima di giungere a destinazione.

Durante il tragitto, si verificheranno impatti continui. Ecco ciò che si conosce riguardo a questo viaggio e ai suoi viaggiatori: le proteine, essendo composte da singole unità chiamate aminoacidi, svolgono un ruolo cruciale nella crescita e nella manutenzione dei nostri tessuti e delle cellule.

I carboidrati sono composti da una singola unità conosciuta come glucosio, che supporta il processo di gestione e approvvigionamento dell'organismo durante situazioni di stress.

Fornitura immediata di energia sia al cervello che ai muscoli. Il nostro organismo è in grado di impiegare i carboidrati con prontezza nel caso si verifichi una richiesta di energia, oppure di trasformarli in glicogeno onde accumularli al bisogno. Grassi si decompongono in particelle più piccole.

I grassi acidi svolgono diverse funzioni, tra cui la termoregolazione, la riduzione dell'infiammazione, il trasporto di vitamine e il sostegno delle membrane cellulari. Una volta preso in considerazione il concetto secondo cui la nostra alimentazione determina la nostra identità, emerge la consapevolezza dell'essenzialità di tutti questi messaggi finalizzati al mantenimento del nostro organismo in condizioni di salute ottimale. Per esempio, il nostro organismo riceve notevoli apporti nutritivi quando ci nutriamo di piatti comprendenti pollo o fagioli, patate dolci, verdure e avocado. Al contrario, l'abitudine di assumere grandi quantità di carboidrati raffinati, cibi fritti, dolci industriali e caramelle, o comunque alimenti di basso valore nutrizionale, fornisce informazioni ingannevoli al nostro corpo. Questi ultimi sono noti anche come "cibi spazzatura". Il termine "spazzatura" denota ciò che è superfluo e non necessario, e molti tra gli alimenti più graditi potrebbero rientrare in tale definizione.

Indipendentemente del modo in cui vengono consumati, gli effetti di questi alimenti sul benessere dell'individuo sono estremamente deleteri.

Quali sono le conseguenze fisiologiche dell'ingestione del cosiddetto cibo spazzatura? L'incorporazione di grassi idrogenati, pesticidi, zuccheri aggiunti, farine raffinate e la vasta gamma di additivi presenti sui prodotti fabbricati è una novità a cui l'organismo si trova dinanzi, poiché riluttante ad utilizzarla quale strumento per il proprio metabolismo quotidiano, e ciò nel corso del tempo...

L'utilizzo della nostra macchina perfetta comporta l'insorgere di problemi di surriscaldamento. Recenti scoperte hanno evidenziato che numerose patologie sono originate dall'infiammazione presente nell'apparato intestinale. Sta acquisendo gradualmente la consapevolezza dell'importanza di conoscere ciò che sta consumando? La valutazione degli effetti di tali alimenti sulle nostre condizioni corporee può evidenziare una possibile correlazione con sintomi quali la stanchezza cronica. Nonostante questi alimenti economici possano apportare una sensazione di sazietà, non sono in grado di fornire il mix completo dei nutrienti necessari per mantenere il corpo sano, energico e stabile.

È possibile che i bambini siano suscettibili alla depressione poiché gli adolescenti sono soggetti a numerosi cambiamenti ormonali. Una dieta equilibrata svolge un ruolo fondamentale nel favorire l'equilibrio ormonale fisiologico. In quanto i cibi altamente processati sono carenti di tali nutrienti cruciali, si verifica un aumento del 58% delle probabilità che i bambini sperimentino gli effetti negativi della depressione. Possono contribuire alla manifestazione di disturbi gastrici come

Malattia da reflusso gastroesofageo e sindrome dell'intestino irritabile. Potrebbero risultare responsabili dello sviluppo del diabete. Il consumo di alimenti non salutari causa variazioni nel livello di glucosio, esercitando un carico sul processo digestivo. L'utilizzo di zucchero raffinato determina un aumento della secrezione insulinica del pancreas, al fine di prevenire un'eccessiva elevazione dei livelli glicemici. Il superamento del dosaggio di insulina necessario può indurre l'accrescimento delle cellule del tessuto adiposo. L'incremento del peso corporeo aggrava la resistenza insulinica, generando così una maggiore predisposizione nei confronti del diabete. Potrebbero compromettere la funzionalità del cervello.

Un test sperimentale di laboratorio ha evidenziato che alte dosi di zuccheri sono sufficienti per innescare disturbi della memoria nei roditori. Si ritiene pertanto che tali agenti possano contribuire all'insorgenza della demenza senile e dell'Alzheimer in individui umani. - Possono aumentare la probabilità di malattia coronarica: innalzano i livelli di colesterolo e trigliceridi, che costituiscono fattori di rischio considerevoli.

Rilevante per le patologie cardiovascolari. Possono aumentare la probabilità di manifestare l'incidenza di

Il cancro: un rapporto pubblicato dall'European Journal of Cancer Prevention ha rivelato che l'assunzione eccessiva di zuccheri e grassi può incrementare il rischio di contrarre la malattia.

La possibilità di indurre la malattia del cancro. In questo momento si presume che si possa essere confusi o addirittura preoccupati.

La comprendo appieno, poiché anch'io ho sperimentato tali sensazioni quando il medico mi ha informato della sindrome metabolica di cui le ho precedentemente fatto menzione, che sembra godere di una certa notorietà nel mondo della medicina. La ricorda, vero? Sto esplorando gradualmente l'identificazione di questa problematica, e purtroppo anche di questioni analoghe, al fine di conoscere a fondo l'avversario. "Desidero rassicurarti che vi sono disponibili delle soluzioni praticabili".

Controllo Della Sintesi Dei Carboidrati E Transizione Verso La Produzione Di Chetoni.

Arrivati a questo stadio, diventa essenziale gestire i carboidrati in maniera effettiva, come precedentemente menzionato, poiché ciò non risulta essere un compito agevole. Questa categoria di prodotti alimentari riesce a insinuarsi sottilmente nella nostra dieta, rendendo difficile la loro esclusione. In aggiunta, è altamente probabile che voi siate abituati a consumarli abitualmente. Quali sono i metodi appropriati per cessare l'assunzione di pane, pasta e dolci in modo graduale e consapevole? Esprimo la mia gratitudine per i preziosi consigli ricevuti.

In primo luogo, esaminate attentamente il contenuto del vostro dispensario. Cosa contiene? È possibile che essa risulti densamente colma di alimenti ricchi di carboidrati, come pacchi di pasta, merendine, pane, cracker, dolcetti, e altre varianti affine. Volgersi verso una direzione opposta risulta essere superfluo. Sopra il vostro tavolo potrebbero collocarsi una varietà di legumi, prodotti a base di farina e frutti ricchi di zuccheri. Dovete liberarvi di queste cose in larghissima parte, se non in totalità. La riduzione delle tentazioni circostanti agevolerà il mantenimento della dieta.

In seguito, sarà necessario disporre la vostra cucina mediante l'introduzione di alimenti adeguati e opzioni congruenti con il regime alimentare chetogenico. In seguito, saranno fornite importanti direttive a voi. Sono disponibili diverse alternative e devi semplicemente effettuare gli acquisti appropriati.

Giunti a questa fase, si consiglia di elaborare un piano alimentare personalizzato. Questo costituisce un passo cruciale per aumentare la probabilità di successo e fare i primi passi nel mondo chetogenico. La nostra raccomandazione è un piano di 14 giorni, in linea con le linee guida che abbiamo fornito, che semplifica, rende piacevole e aggiunge sapore al processo attraverso le nostre ricette. Aderendo ai valori nutrizionali e alle quantità raccomandate di proteine, grassi e carboidrati, si può indurre efficacemente lo stato di chetosi e ottenere rapidamente risultati entusiasmanti.

Attualmente, la dispensa risulta essere rifornita. Pronti e adeguatamente preparati per avviare il programma alimentare prescelto, potrebbe tuttavia verificarsi l'assenza di alcuni componenti essenziali per la sua attuazione. La Vostra cucina è fornita di tutti gli elementi essenziali necessari? Al fine di preparare le ricette che saranno presentate di seguito, sarà necessario disporre di attrezzi specifici, che si consiglia di mantenere sempre a portata di mano nei propri cassetti. Preparerete i vostri piatti in modo semplice, piacevole e salutare. Acquistate un frullatore di qualità elevata, incluso un modello a immersione. Acquistate anche padelle e pirofile da forno robuste, nonché piatti da forno di alta qualità.

Inoltre, assicuratevi di acquistare coltelli ben affilati e, soprattutto, misurini per la precisione nella valutazione delle quantità di nutrienti ingeriti. Ovviamente, potreste già avere buona parte di questi elementi, ma assicuratevi di avere tutto.

È probabile che a questo punto ti starai chiedendo come determinare se sei in uno stato di chetosi o meno. Bella domanda. Come accennato in precedenza, gli individui possono rispondere in modo diverso, ponendo così difficoltà nel riconoscere questo stato. Nonostante ciò, vi sono metodi agevoli per comprenderlo. Per esempio, si potrebbe notare un aumento della frequenza urinaria, una maggiore sensazione di sete, una leggera secchezza delle fauci, una lieve dispnea, una minore energia, la presenza di una leggera alitosi e una diminuzione dell'appetito. Pertanto, non v'è motivo di essere allarmati se ci si trova in tale situazione, poiché è probabile che si stia lavorando in maniera adeguata e verso la giusta direzione. Qualora si desideri ottenere una certezza completa in merito all'ingresso nella fase di chetosi, è possibile fare affidamento sui test ematici che consentono di determinare con precisione le quantità di glucosio e di BHB (acido beta-idrossibutirrico). Le soglie target per questi test sono un minimo di 0,7 mmol. Tuttavia, per uno stato di chetosi più profondo, si consigliano valori di 1 mmol o 3 mmol. Si conseguirà il stato di chetosi, che darà inizio alla combustione di chetoni e grassi anziché di glucosio e carboidrati, procedendo verso l'effetto noto come switch metabolico.

Se hai prestato attenzione in precedenza, ricorderai che il digiuno, se eseguito con precisione, facilita l'inizio e l'intensificazione del processo di chetosi.

Qualora si optasse per un periodo di restrizione calorica, si consiglia vivamente di provvedere all'integrazione adeguata delle necessarie sostanze nutritive e chetogeniche. È probabile che quelle fonti di cui sopra servano come fonte di energia primaria durante quel periodo, ed essere privi di tale forza vitale non è una scelta prudente. Nel settore commerciale sono reperibili degli integratori di tipo chetonico. Procure altresì i medesimi, ossia le vitamine, i sali minerali e gli amminoacidi. È importante sottolineare che il digiuno rappresenta una misura estrema che può provocare un significativo stress fisico al corpo umano. Vi consigliamo di utilizzare questo prodotto con prudenza e di consultare il vostro medico preventivamente.

Qualora non fosse gradita la pratica della cucina? Qualora il vostro universo non graviti intorno all'ambiente culinario, occorrerà compiere un modesto sforzo volto a sperimentare l'arte del cucinare con maggior frequenza. Ciò nondimeno, ciò non preclude la possibilità di concedersi una cena fuori occasionalmente. Qualora doveste ricevere un invito di notevole interesse, sarebbe opportuno non lasciarsi sfuggire l'opportunità e tuttavia prestare maggior riguardo nei confronti dell'ordinazione del cibo. Se si sceglie di cenare al ristorante, si consiglia di astenersi dall'ordinare cibi ricchi di carboidrati come pasta, pizza e dolci. Si consiglia di scegliere tra verdure, carne e pesce. Avrete ben presto modo di constatare che numerosi ristoranti sapranno proporre alternative culinarie appetitose e pertinaci rispetto alla dieta chetogenica. Si avrà modo di apprezzare intensamente la sapienza culinaria che prescinde dall'usuale e di scoprire nuovi alimenti che fino a qualche giorno prima rimanevano ignoti. Inoltre, si raccomanda di prestare la dovuta attenzione ai condimenti, la cui composizione potrebbe celare insidiosi quantitativi di carboidrati che, senza la necessaria accortezza, potrebbero indurre a un superamento del limite consentito. Si prega di risolvere questo problema richiedendo che il condimento venga servito separatamente e optando per l'olio invece delle salse zuccherate.

Per accertarti se ti stai muovendo nella giusta direzione, fai attenzione al tuo fisico. Ascoltatelo. Molto spesso, coloro che iniziano la dieta provano un'esperienza chiamata flusso chetogenico. Generalmente, il suddetto evento tende a concludersi entro la prima settimana. Il presente indicatore costituisce un effettivo accostamento al passaggio dei chetoni, rappresentando un importante stadio nella transizione metabolica del vostro organismo dalla dipendenza dal glucosio all'utilizzo dei corpi chetonici come fonte energetica primaria.

Nella fase di flusso chetogenico potreste provare sensazioni non molto piacevoli, sentirvi affaticati, nauseati, avere dei crampi, dei mal di testa e altro. Ciò avviene per due motivi principali. Al fine di prevenire tali effetti, si raccomanda di aumentare il consumo di liquidi e reintegrare gli elettroliti.

Innanzitutto, la transizione verso lo stile alimentare chetogenico rappresenta una sfida notevole per il sistema corporeo. La mancanza della considerevole quantità di carboidrati consumati fino a pochi giorni fa potrebbe causare sintomi quali stanchezza, nausea, e altri ancora. Al fine di mitigare eventuali sensazioni di disagio, si consiglia di procedere sistematicamente alla riduzione dei livelli di carboidrati. Si consiglia di disporre la pianificazione alimentare del periodo di 14 giorni in modo tale da prevedere un apporto iniziale di carboidrati maggiormente elevato rispetto al consumo degli ultimi giorni. La transizione sarà meno problematica.

La ragione successiva di tali sensazioni sgradevoli può essere attribuita alla proprietà diuretica della dieta chetogenica. La crescita del volume di produzione urinaria potrebbe comportare una diminuzione del livello di elettroliti e di acqua a disposizione dell'organismo. Come detto in precedenza, sarà necessario aumentare il consumo di acqua e integrare le sostanze perse con l'urina. Affidatevi a degli integratori. Qualora non si riscontrino alternative prive di zuccheri, si potrebbe valutare l'utilizzo di brodo vegetale o dado come soluzioni sostitutive. In aggiunta, fate particolare attenzione a integrare potassio, fosforo, calcio e magnesio.

Avversità E Loro Mitigazione Attraverso L'incorporazione Di Programmi Dietetici Supplementari.

La Sirtfood Diet rappresenta un metodo efficace per conseguire una perdita di peso duratura, nonché per migliorare considerevolmente il proprio stato di salute nel tempo. Tuttavia, molteplici individui riscontrano numerose difficoltà nel corso del percorso, quali l'onere di mantenere un adeguato controllo calorico e la continua scelta di alimenti in grado di produrre i benefici effetti delle sirtuine. Simile a molte altre diete moderne, la dieta Sirtfood è considerata una tendenza passeggera. Certuni individui, particolarmente influenzabili dall'ambiente circostante, manifestano una propensione a cambiare frequentemente la propria dieta, attratti dai risultati raggiunti da noti personaggi pubblici che si sottopongono a specifici regimi alimentari. Le influenze dei personaggi famosi e delle iniziative di sponsorship delle imprese hanno un notevole effetto sull'elettorato alimentare, spingendolo a considerare regimi dietetici quali la dieta chetogenica o "cheto", la Paleo e altre opzioni che vincolano l'apporto di carboidrati o si focalizzano su determinati tipi di cibo. Nonostante l'encomiabile efficacia e la sensazione di gratificazione derivante dall'assunzione della dieta Sirtfood, risulta imprescindibile acquisire una consapevolezza esaustiva del grado di dedizione che la stessa richiede, prima di procedere con l'avvio del regime alimentare.

Le celebrità e le personalità pubbliche che sono portavoce delle tematiche di nutrizione e dieta possono usufruire di un programma d'allenamento personalizzato fornito da un personal trainer privatamente assunto. Inoltre, spesso godono del servizio di uno chef o di un nutrizionista, al fine di mantenere un regime alimentare attento e concentrato sulle loro esigenze. Nonostante rappresenti l'ideale circostanza per coloro che desiderano mantenere un regime alimentare Sirtfood congruo, occorre riconoscere che tale obiettivo può risultare difficilmente realizzabile per la maggioranza delle persone in quanto rappresenta una sfida nella gestione delle proprie finanze in rapporto alla disponibilità e alla qualità dei cibi necessari, nonché nell'accessibilità a soluzioni personalizzate e durature riguardo all'attività fisica.

Non tutti gli individui sperimenteranno la perdita di peso allo stesso ritmo, poiché tutti possediamo vari gradi di combustione dei grassi e tipi metabolici. Gli individui che sono obesi e aderiscono costantemente alla dieta Sirtfood possono osservare cambiamenti significativi nel loro fisico in un breve lasso di tempo. Al contrario, le persone che mirano a perdere 5 o 10 chilogrammi potrebbero non notare differenze marcate anche dopo tre o quattro settimane.

È di fondamentale importanza considerare numerosi elementi prima di adottare qualsiasi regime alimentare, tra cui la dieta Sirtfood, quali ad esempio l'età, il livello di condizione fisica, le condizioni di salute, le esperienze pregresse con quest'ultima o altre diete, il tipo di costituzione corporea e gli attuali stili di vita. Per adeguarsi efficacemente a un nuovo regime alimentare come la dieta Sirtfood, ci si potrebbe ampiamente richiedere di apportare sostanziali mutamenti al proprio stile di vita, ovvero si potrebbe effettuare una transizione a tale regime alimentare senza difficoltà entro la successiva settimana? La stesura di una pianificazione accurata riveste un ruolo fondamentale nell'evitare eventuali frustrazioni ed incertezze intercorrenti durante il percorso, sempre tenendo in considerazione l'importanza di stabilire aspettative ragionevoli in grado di adattarsi alle tue esigenze e al tuo contesto specifico. Qualora tu abbia perso 2 chilogrammi, e qualcun altro 10, ciò non implica necessariamente una scorretta condotta da parte tua. È di fondamentale importanza riconoscere i avanzamenti in linea con gli obiettivi stabiliti, indipendentemente dal loro grado di importanza o dalla loro entità.

Intraprendere un viaggio nello stile di vita della dieta Sirtfood non è privo di sfide e ostacoli, nonostante si attenga rigorosamente alle linee guida e alle raccomandazioni dietetiche. È possibile consumare quotidianamente bevande a base di verdure verdi, godendo dell'energia fornita mentre si apprezzano altri alimenti nutrienti che agiscono come attivatori di sirtuine all'interno del proprio regime alimentare abituale. Sebbene si possano riscontrare alcune conseguenze positive, si registreranno altresì situazioni in cui gli sforzi impiegati potrebbero apparire sproporzionati rispetto ai risultati ottenuti nella fase iniziale del regime alimentare. Malgrado una significativa riduzione di peso e l'ottenimento di risultati soddisfacenti, molti individui riescono ad aderire alla dieta per un breve lasso di tempo soltanto, soprattutto in situazioni in cui il loro concetto di progresso o successo non corrisponde alle aspettative entro le prime due mesi. In effetti, numerosi sostenitori della dieta Sirtfood hanno rilevato notevoli miglioramenti in un periodo di tempo significativamente ridotto.

Tenuto conto delle sfide e delle infondate convinzioni che possono occasionalmente emergere durante l'iter del programma dietetico Sirtfood, le quali possono contribuire alla manifestazione di schemi e pensieri negativi, sussiste l'abitudine di molte persone di passare da una dieta o regime alimentare all'altro, nonostante la chiara e continuativa evidenza di miglioramenti e successi. Ciò richiede un cambiamento di mentalità e un programma preciso per sostenere un piano alimentare coerente nel lungo periodo. Riguardo ai momenti in cui si manifesta disincanto o una mancanza di motivazione per proseguire il programma alimentare, si auspica che si rifletta attentamente sui fattori qui di seguito esposti:

Raggiungerai i risultati desiderati a lungo termine, senza compromettere l'integrità del tuo piano, evitando di accelerare i tuoi sforzi in modo irrealistico e, di conseguenza, di effettuare abbandoni prematuri, nonostante i progressi possano essere considerati relativamente lenti. Potrebbe occorrere un periodo prolungato per il tuo organismo affinché si adatti al cambiamento e per conseguire una riduzione ponderale. Ci sono individui che attraversano una fase in cui la loro dieta subisce una interruzione o uno stallo nella perdita di massa corporea. Questa situazione potrebbe essere risolta mediante l'implementazione di adeguati adeguamenti alla fase specifica o allo stadio in cui si sta attualmente agendo.

Per mantenere la tua motivazione, ti suggeriamo di leggere articoli sulle recenti tendenze nell'alimentazione e storie di successo che possano ispirarti. Numerose di tali narrazioni possono essere rinvenute su piattaforme online quali social media, blog e altri forum, che gettano luce sui benefici derivanti da diversi regimi alimentari. La dieta Sirtfood gode di una vasta diffusione ed è possibile reperire online un cospicuo numero di testimonianze positive, altamente istruttive da consultare.

L'incoraggiamento dei propri pari e il riscontro favorevole da parte dei familiari e degli amici costituiscono strumenti essenziali finalizzati al mantenimento degli sforzi dietetici, minimizzando le probabilità di deviazione rispetto al programma alimentare e ad altri cambiamenti di natura impegnativa, compresi quelli riguardanti gli aspetti più complessi del Sirtfood. Un solido sistema di sostegno può costituire la differenza tra adottare un'erronea decisione o riprendere le vecchie abitudini alimentari e continuare con efficacia sulla via corretta.

Durante un percorso di cambiamento o di dieta, è comune che tutti incontrino momenti e pensieri negativi, anche quando si riscontrano progressi significativi. Quando si verifica una tale circostanza, è imperativo focalizzare la propria attenzione sugli obiettivi che devono essere raggiunti, garantendo anche che i micro-obiettivi siano stabiliti a intervalli strategici lungo il percorso per facilitare il raggiungimento dell'obiettivo finale. Numerosi professionisti medici e nutrizionisti forniscono piani dietetici dettagliati e indicazioni sullo stile di vita che comprendono esercizi e altre attività per sostenere una mentalità positiva e una motivazione a lungo termine. Nel presente volume, saranno forniti i piani alimentari necessari per conseguire l'obiettivo desiderato durante ogni fase del percorso individuale.

È Opportuno Acquisire Conoscenze Riguardo Alla Pratica Del Digiuno Intermittente.

Il regime del digiuno intermittente rappresenta un approccio alimentare diffusamente adottato, che enfatizza principalmente l'importanza del momento in cui si consumano i pasti, anziché il proprio regime nutrizionale. Periodi prolungati di digiuno sono stati storicamente e attualmente un aspetto importante di numerose culture e stili di vita, con l'obiettivo di promuovere la purificazione, il benessere e il raggiungimento della chiarezza mentale liberando la mente dalla confusione. Sebbene le forme tradizionali di digiuno durino tipicamente uno o più giorni, il digiuno intermittente prevede periodi più brevi nell'arco delle 24 ore, che si ripetono ogni giorno, creando così due distinte "finestre": una per l'alimentazione e una per il digiuno. La pratica del digiuno intermittente può essere modulata per adeguarsi a diversi programmi di dieta e personalizzata in base alle abitudini alimentari e alla pianificazione dei pasti, malgrado possa causare diversi effetti collaterali che rappresentano una sfida da superare.

Originariamente, il praticare il digiuno intermittente comporta l'adozione di un piano articolato in due fasi o "finestre": quella dell'ingestione alimentare e quella del periodo di digiuno, al fine di suddividere il ciclo di 24 ore. Per i principianti, il periodo di digiuno inizia alle 10-12 ore e aumenta gradualmente man mano che diminuisce la finestra di alimentazione. Certi individui che seguono la dieta intermittente optano per un protocollo di digiuno alimentare di 16:8 (16 ore di restrizione alimentare e 8 ore di opportunità di nutrizione) oppure di 18:6 (18 ore di digiuno e 6 ore di alimentazione). In effetti, dal momento che il periodo di tempo a disposizione per i pasti è limitato, si verifica una riduzione calorica, e i benefici associati alla limitazione di consumo di cibo a determinati orari si concretizzano in una costante dimagrimento del corpo. Altresì, è possibile adottare forme alternative di digiuno intermittente, quali ad esempio l'astensione dall'alimentazione per l'intera durata di un periodo di 24 ore, differenziato ad ogni altro giorno oppure frequentato uno o due volte ad ogni settimana. Di solito, i periodi di astinenza alimentare richiedono l'assenza totale di cibo, tranne che in determinate occorrenze in cui sono consentiti solo brodi e bevande non zuccherate come, ad esempio, l'acqua.

Il piano di digiuno intermittente 5:2 e la dieta Sirtfood: la combinazione vincente

Questa pratica viene ritenuta una variante del digiuno intermittente, pur presentando connotazioni distintive rispetto ad altri regimi alimentari che adottano un approccio di ciclicità tra alimentazione e digiuno. Il metodo 5:2 presenta un piano settimanale che prevede la seguente modalità operativa:

Per cinque giorni settimanali, viene seguita la consueta pratica alimentare, basata su tre pasti regolari giornalieri, dove ogni pasto contiene un equilibrato apporto di nutrienti.

Alcuni giorni della settimana sono designati come "giorni di digiuno" con un apporto calorico limitato a soli 500 calorie o anche meno.

In che modo questo piano si interseca all'interno della dieta Sirtfood? Considerato come un metodo complementare o additivo per mantenere l'obiettivo di peso a lungo termine, dopo aver completato con successo le fasi di adattamento iniziali della dieta Sirtfood, l'approccio inteso può apportare un significativo contributo nell'accelerare il processo di perdita di peso. Durante i giorni di ridotto apporto calorico nel contesto di un regime di digiuno, l'incorporazione di alimenti che producono sirtuine aumenterebbe il tasso di successo della perdita di peso, pur mantenendo una progressione stabile e costante nel tempo. È anche vantaggioso incorporare alimenti che producono sirtuine durante i cinque giorni di assunzione dietetica standard o pianificazione dei pasti, in quanto ciò ti conferirà i vantaggi combinati sia della dieta a digiuno intermittente 5:2 che della dieta Sirtfood.

Manifestazioni avverse frequenti riconducibili alla pratica del digiuno intermittente e relative strategie mitigative.

Quando si riduce la quantità di cibo assunto quotidianamente, sia attraverso una drastica limitazione dell'apporto calorico che mediante l'interruzione totale dell'assunzione, si possono manifestare effetti collaterali comunemente riscontrati. Nonostante possano costituire fattori decisivi nella decisione di continuare o meno il percorso dietetico, è essenziale tenere presente che tali effetti tendono ad esaurirsi in breve tempo. Durante l'iniziale fase di adattamento al digiuno intermittente, è probabile che si manifestino diverse sintomatologie tra le quali si annoverano le seguenti:

L'insorgere della sensazione di fame rappresenta uno dei primi eventuali effetti collaterali che potranno manifestarsi in modalità e grado diversi, a seconda della soggettività e delle circostanze: è possibile che l'interruzione dell'assunzione di cibo per un certo arco temporale costituisca per te una novità. La tua fisiologia è talmente addestrata ad accogliere i nutrienti necessari in modo uniforme, che qualsiasi deviazione da tale routine innescano una risposta fisica corrispondente al desiderio di soddisfare le necessità fisiologiche. I pasti vengono generalmente consumati a intervalli regolari durante la giornata, inclusi colazione, pranzo e cena, oltre a vari spuntini intermedi. La percezione della fame è spesso semplicemente un indice di disidratazione, poiché il nostro organismo è di solito adeguatamente rifornito di nutrienti e capace di sostenersi autonomamente per un periodo superiore a quanto possiamo immaginare. Il consumo di una quantità considerevole di acqua e la deviazione dell'attenzione dal cibo mediante l'impegno in diverse attività, contribuiranno a fornirti la necessaria forza e resistenza per superare agevolmente le prime fasi del digiuno. Anche con una dieta 5:2 che incorpori cibi che stimolano le sirtuine, il tuo corpo potrebbe desiderare più calorie a causa della sua iniziale mancanza di adattamento alla diminuzione dell'assunzione. Sostenere una costante idratazione e impegnarsi attivamente rappresentano i metodi più efficaci per mitigare gli stimoli della fame.

Livelli di energia bassi possono manifestarsi come ulteriore conseguenza nell'ambito del regime alimentare abituale costituito da pasti frequenti e sostanziosi, caratterizzati spesso da un apporto calorico superiore al fabbisogno effettivo dell'organismo.

Normalmente, tale circostanza si manifesta soltanto inizialmente nella dieta e tende a scomparire gradualmente a seguito dell'adattamento corporeo. In aggiunta, nel caso in cui già osservi abitualmente un programma di esercizio fisico o stia attualmente per intraprendere una routine, potrebbe esserti utile considerare la revisione dei tipi di esercizi eseguiti in queste fasi precoci. Sarebbe opportuno considerare la sospensione temporanea degli esercizi intensi, che implicano un alto livello di sforzo fisico, in favore di esercizi leggeri, come ad esempio lo yoga, il pilates o la camminata. Concedersi un adeguato riposo rappresenta spesso un compito che tendiamo a sottovalutare. Oltre ad essere una buona pratica in generale, in particolare in questa fase iniziale della dieta, è altamente consigliato andare a letto presto e, se possibile, fare un pisolino durante il giorno per aumentare i livelli di energia.

Potrebbero verificarsi variazioni dell'umore e della propensione all'irritabilità, sebbene si abbia la certezza di non esserne influenzati. La modifica delle abitudini alimentari può influire sulla produzione di ormoni e potenzialmente causare alterazioni dei livelli glicemici nel sangue. Qualora si riscontri la suddetta manifestazione con frequenza durante le fasi iniziali del digiuno o giornate a ridotto apporto calorico, si consiglia una programmazione attinente e un maggior impegno nella propria cura personale, comprensiva di un adeguato periodo di riposo. Si consiglia di includere tra le proprie attività, durante i giorni in cui si avvertono livelli di energia ridotti e fluttuazioni dell'umore, la pratica dello yoga, della meditazione e della lettura. È probabile che la sensazione di irritabilità diminuisca nel tempo, man mano che il tuo corpo si adatta al cambiamento dietetico.

La cefalea rappresenta un effetto indesiderato frequentemente associato al regime di digiuno intermittente, tuttavia va precisato che tale manifestazione non è imputabile direttamente alla restrizione alimentare propriamente detta. Mal di testa sordo e sensazioni simili si verificano quando si verifica la disidratazione durante il digiuno. Assumere una quantità adeguata di acqua risolverà tempestivamente questa problematica.

Assumendo una quantità adeguata di acqua e altre bevande consentite come tè, caffè e tisane naturali durante il digiuno, è probabile che si verifichi un aumento della frequenza della minzione. Sebbene sia difficile da evitare, una gestione efficace di questo effetto collaterale può essere ottenuta organizzando diligentemente periodi di idratazione intensiva nei giorni di digiuno in cui è possibile un comodo accesso ai servizi igienici.

L'effetto di acclimatazione alla dieta intermittente potrebbe generare un incremento della richiesta alimentare una volta terminato il periodo di digiuno. Ciò può avvenire più spesso, specialmente nelle fasi iniziali del regime alimentare. Nonostante l'importanza di una pianificazione rigorosa dei pasti, è comprensibile se i desideri di mangiare fino a sazietà prevalgono causando episodi di ingestione spontanea eccessiva. Consumare acqua e pianificare i pasti ad intervalli regolari nei giorni successivi ad una riduzione dell'apporto calorico può migliorare significativamente il proprio benessere. Per esempio, ti suggeriamo di considerare l'opzione di assumere un frullato o una bevanda proteica al posto di interrompere il digiuno durante la mattina successiva, in modo tale da apportare al tuo organismo un apporto energetico benefico senza compromettere i vantaggi acquisiti grazie alla dieta. La presente consuetudine può essere progressivamente instaurata, considerando che l'iperconsumo di alimenti potrebbe essere celatamente prevenuto attraverso l'adeguamento del tuo organismo a detto regime alimentare.

La costipazione e il gonfiore, tra gli altri disturbi digestivi, possono insorgere durante il digiuno intermittente, incluso il protocollo 5:2, nel periodo di tempo che intercorre fra i pasti. La gestione di questa condizione potrebbe risultare più ardua nel caso in cui si consumassero durante i pasti alimenti fortemente piccanti o ricchi di grassi, notoriamente in grado di causare bruciore di stomaco e indigestione. Se i sintomi persistono, è consigliabile consultare un medico ed eliminare gli alimenti offensivi a favore di opzioni di digestione meno invasive come cibi vegetali al vapore o al forno, prodotti freschi, frutti di mare e prodotti a base di soia. Come molti degli altri sintomi associati a questa dieta, la pratica di bere acqua con regolarità può contribuire ad alleviare tali problemi.

La sensazione di avvertire freddo o brividi inizialmente durante il periodo di dieta è una reazione naturale del corpo. Ciò avviene poiché l'aumento del flusso sanguigno per scomporre grassi e zuccheri nel sangue può indurre una sensazione di freddo. Tale esperienza potrebbe non risultare completamente avversa per gran parte degli individui, essendo la pratica di gustare una bevanda calda come tè o caffè un mezzo veloce per alleviare la situazione.

È imperativo considerare che l'adozione della pratica dell'intermittent fasting in combinazione con la dieta Sirtfood non rappresenta una soluzione idonea per ogni individuo, indipendentemente dal fatto che abbia riscontrato tutti o solo alcuni degli effetti collaterali comunemente associati. Qualora si presentasse una condizione o patologia cronica suscettibile di essere influenzata dal presente regime alimentare, si consiglia di richiedere preventivamente un consulto professionale da un medico o un nutrizionista esperto. Persisti nel mantenere una connessione consapevole con il tuo corpo e monitora eventuali alterazioni: sono di minore importanza e prontamente superabili entro un breve intervallo, o invece presentano sfide che potrebbero rivelarsi dannose per il tuo benessere? Se uno qualsiasi degli effetti collaterali supera i benefici e persiste per una durata prolungata, è imperativo considerare il fatto che il digiuno intermittente, così come la dieta Sirtfood, potrebbe non essere un'opzione praticabile per il proprio benessere.

Se ritieni necessario interrompere il piano 5:2, non scoraggiarti, poiché la dieta Sirtfood può essere facilmente rispettata con o senza l'incorporazione del digiuno. Nonostante l'integrazione dei due regimi alimentari possa favorire un incremento dell'efficienza nella riduzione del peso corporeo, tale combinazione non rappresenta un requisito fondamentale poiché è possibile conseguire con successo gli obiettivi nutrizionali preposti mediante l'adempimento esclusivo della dieta Sirtfood.

www.ingramcontent.com/pod-product-compliance
Lightning Source LLC
Chambersburg PA
CBHW051736020426
42333CB00014B/1333